方药传真

— 与 —

临证辑要

主编 胡世平

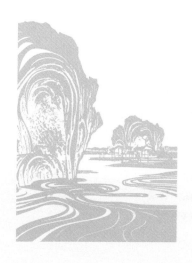

全国百佳图书出版单位
中国中医药出版社
·北 京·

图书在版编目（CIP）数据

方药传真与临证辑要 / 胡世平主编 . -- 北京：中
国中医药出版社，2025.3
ISBN 978-7-5132-9304-4

Ⅰ . R249.7

中国国家版本馆 CIP 数据核字第 20254UA772 号

中国中医药出版社出版

北京经济技术开发区科创十三街 31 号院二区 8 号楼
邮政编码　100176
传真　010-64405721
河北品睿印刷有限公司印刷
各地新华书店经销

开本 710×1000　1/16　印张 13　彩插 1　字数 222 千字
2025 年 3 月第 1 版　2025 年 3 月第 1 次印刷
书号　ISBN 978 – 7 – 5132 – 9304 – 4

定价　49.00 元
网址　www.cptcm.com

服 务 热 线　010-64405510
购 书 热 线　010-89535836
维 权 打 假　010-64405753

微信服务号　**zgzyycbs**
微商城网址　**https://kdt.im/LIdUGr**
官 方 微 博　**http://e.weibo.com/cptcm**
天猫旗舰店网址　**https://zgzyycbs.tmall.com**

如有印装质量问题请与本社出版部联系（010-64405510）

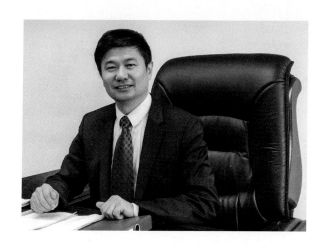

　　胡世平，医学博士，二级教授，博士研究生导师，博士后导师，广东省名中医，全国基层名老中医药专家传承工作室建设项目专家，广东省中医师承"薪火工程"指导老师。"南粤最美中医"，深圳市劳动模范。现任北京中医药大学深圳医院（龙岗）党委书记（创始院长），兼任中国中医药研究促进会代谢病学分会会长、中华中医药学会外治分会副主任委员、广东省中西医结合学会传染病专业委员会主任委员、深圳市中医药学会副会长。

　　1992年硕士毕业于河南中医学院（现河南中医药大学），2003年博士毕业于广州中医药大学，师从中国工程院院士、国医大师王琦及国医大师唐祖宣。从事中医临床与研究工作近40年，擅治肝胆脾胃及内科杂病，提出"燮理阴阳为纲，扶阳为本"的学术思想，创肝病临证"三部曲"，提出脾胃病中焦瘀堵学说、代谢性疾病"扶阳运枢"立法等，在急慢性肝炎、肝硬化、肝癌、胃肠疾病、心脑血管疾病、代谢性疾病、男性性功能障碍、不育症、失眠等疾病的治疗上具有丰富的经验。

出版医学专著10部，发表学术论文80余篇，主持国家级、省级课题20余项，获国家发明专利2项，获中医抗疫先进个人、广东省优秀院长等荣誉称号，获世界中医药学会联合会中医药国际贡献奖－科技进步奖二等奖、中华中医药学会系列奖项等荣誉。

吾之爱徒，从吾学医，数载有余。观其勤勉好学，敏而好问，心甚喜之。今徒之新书将成，嘱吾为序，吾欣然应允。忆初，徒入吾门，求知若渴，孜孜不倦。吾授之以医道之根本，经典之奥义。徒每闻一理，必深思之，穷究其源。遇疑难之处，不耻下问，反复琢磨。其好学之精神，令人赞叹。随岁月流转，徒渐长医术。临证之时，细心观察，审慎诊断。对患者关怀备至，尽心尽力。能将所学理论与实践相结合，灵活运用。每治愈一病，皆总结经验，反思不足。如此勤勉，进步神速。

此书乃徒心血之作，承前贤之智，悟医道之妙，积多年临证之经验，成此一集，诚为医林之瑰宝也。观此集中所载，皆临证之心得，治病之妙法。从方药心悟到临床所获，内容丰富，涵盖广泛。既体现了对传统医学的传承，又不乏创新之见。其对病症之分析，入木三分；治法之阐述，条理清晰。或论疑难之症，析其病机，探其治法；或述常见之病，示其变化，传其经验。言辞恳切，理法详明，足为后学之津梁，医道之指南也。

愿此书能为后学者提供借鉴与启示，让更多有志于医学之人，从中汲取营养，不断成长。亦愿徒能以此为新起点，继续努力，为医学事业贡献更多力量。吾相信，徒之未来，不可限量。

望诸君读此书时，能感徒之诚意，悟医学之奥秘。共同为弘扬中华医学，护佑百姓健康而努力。是为序。

王琦

2024 年冬

自 序

余自幼崇医，常感医道之神奇，能解众生之疾苦。遂立志研习医术，以济苍生。历经数十载，遍读经典，博采众长，临证无数，略有心得。今著此书，名曰《方药传真与临证辑要》，愿与同道共享，冀有所裨益。

忆往昔，初入医门，如盲人摸象，不得其要。然凭借一腔热忱，刻苦钻研，渐窥门径。熟读《黄帝内经》《伤寒杂病论》等经典之作，悟阴阳之理，明脏腑之性，知气血之运。又访名师，求教于四方，得诸贤之指点，医术渐进。

临证以来，见证多端，病情复杂。每遇一病，必细心察之，审证求因，辨证论治。观其症状，察其舌脉，究其病机，而后定方用药。或用古方，或创新方，随证而施，不拘一格。尝见沉疴痼疾，久治不愈者，经余精心调治，渐有起色，乃至痊愈。心中之喜悦，难以言表。

方者，治病之利器也。药者，方之根本也。余于方药，用心尤深。熟知每味药之性味、功效、归经，明其配伍之理，察其宜忌之变。制方之时，斟酌再三，力求精准。或补或泻，或温或清，或散或收，皆因证而施。

此书分为上、中、下三篇。上篇论方剂之认识，详述经方、时方、经验方之用；中篇记药物之配伍应用；下篇论临证之经验。虽不敢言善美，然皆为余之心血结晶。

愿此书能为后学者提供些许参考，使其少走弯路。亦愿同道之士不吝赐教，共同探讨，以推动医学之进步。余深知医道无穷，学无止境。虽已年迈，仍不敢懈怠。当继续努力，为医学事业贡献绵薄之力。

胡世平

2024 年冬

■ 目 录

上篇——经方与时方运用心得及经验方剂

中篇——药物运用心得

下篇——临证辑要

上

篇

· · ·

经方与时方运用心得及
经验方剂

第一章 经方

第一节 桂枝汤

《伤寒论》记载："太阳中风，阳浮而阴弱。阳浮者，热自发；阴弱者，汗自出。啬啬恶寒，淅淅恶风，翕翕发热，鼻鸣干呕者，桂枝汤主之。"关于桂枝汤的解释，柯琴在《伤寒来苏集》中概括道："此为仲景群方之冠，乃滋阴和阳、调和营卫、解肌发汗之总方也。"笔者（指主编，下同）在临床中应用桂枝汤治疗过很多疾病，包括自汗、过敏性鼻炎、发热、腹痛等，都有不俗的效果，其中自汗的治疗颇具心得，尤其是顽固性自汗的年轻患者，以桂枝汤为主方或者变方进行加减治疗均能获效。《伤寒论》云："病人脏无他病，时发热，自汗出而不愈者，此卫气不和也。先其时发汗则愈，宜桂枝汤。"简略地理解原文可知，患者脏腑没有其他明显的疾病或异常，如果临床表现为自汗，可以用桂枝汤进行治疗。此外《伤寒论》也提道："太阳病，发汗，遂漏不止，其人恶风，小便难，四肢微急，难以屈伸者，桂枝加附子汤主之。"对于顽固性自汗的年轻患者，汗出日久，阳气虚馁，容易产生漏汗证，在应用桂枝汤治疗时，应加用附子温经扶阳固表。仍需要指出的是，阳加于阴谓之汗，汗出日久，津液耗损，阴不敛阳，同样引起自汗不止，因此在治疗时需加大白芍用量，并酌加滋阴药。

桂枝汤合玉屏风散、生脉饮加减治疗顽固性自汗案

杨某，男，25 岁。2024 年 7 月 24 日初诊。

主诉：自汗 10 余年。

现病史：患者 10 余年前无明显诱因出现汗多，动则汗出，汗液色白澄清，无异味，汗出身热，曾服用中药治疗，效果不佳。刻下症：汗多，动则为甚，常常浸湿衣服，自觉声微力弱，恶风，纳可，眠调，大便不成

形，1次/日，食辛辣生冷之品则甚，小便利，舌淡红，舌薄白，脉沉细。

中医诊断：自汗（营卫不和，阳虚失摄）。

西医诊断：多汗症。

中医治法：调和营卫，温阳固表。

处方：桂枝 15g，炒白芍 60g，黄芪 60g，炒白术 15g，防风 20g，附子 15g（先煎），煅牡蛎 30g（先煎），麦冬 15g，五味子 15g，炙甘草 5g。14 剂，每日 1 剂，水煎，早、晚 2 次分服。

2024 年 8 月 8 日二诊：患者自诉服药后汗出较前明显减轻，偶觉乏力，恶风改善，大便成糊状，1 次/日，小便可，舌脉同前。予上方继服14 剂，煎服法同前。

2024 年 8 月 22 日三诊：患者诉汗出瘥，诸症缓解。

【按】患者苦自汗 10 余年，属于中医学"自汗"范畴。该患者动则汗出，且汗液色白澄清，无异味，声微力弱，恶风，大便不成形，舌淡红，苔薄白，脉沉细，皆为营卫不和，阳虚失摄之象。营行脉中，卫行脉外，营卫相互协调，共同维持人体的正常生理功能。若营卫失调，卫气不能固护肌表，营阴不能内守，则会出现汗出异常。而阳气具有温煦、固摄等作用，阳虚则温煦功能不足，故患者恶风；阳虚不能固摄津液，所以汗出不止。脾阳虚则运化失常，大便不成形。声微力弱为气虚之征，而气虚进一步发展可导致阳虚。处方以桂枝汤合玉屏风散、生脉饮加附子、煅牡蛎治之。方中桂枝与白芍的配伍尤为关键。桂枝辛甘温，温通卫阳，解肌发表，其性走而不守，可助卫阳以畅达肌表，驱散在表之邪，正如《本经疏证》所云："凡药须究其体用，桂枝色赤，条理纵横，宛如经脉系络。色赤属心，纵横通脉络，故能利关节，温经通脉，此其体也……盖其用之之道有六，曰和营，曰通阳，曰利水，曰下气，曰行瘀，曰补中。"白芍苦酸微寒，养血敛阴，其性静而守，能收敛外泄之营阴。二者相伍，一散一收，桂枝得白芍，散中有收，使发散而不伤阴；白芍得桂枝，收中有散，使敛阴而不碍邪。如此则营卫调和，腠理致密，汗出自止。黄芪、白术、防风取玉屏风散之意，益气固表止汗。《医方考》曰："卫气一亏，则不足以固津液，而自渗泄矣，此自汗之由也。白术、黄芪所以益气，然甘者性缓，不能速达于表，故佐之以防风。"麦冬、五味子兼具生脉饮之意，虑"汗为心之液"，此从心论治之法。同时，麦冬的清热作用可以防止阴虚内热的产生，维持体内阴阳的平衡；与附子等温热药配合，一热一寒，一阳一阴，共同调节人体的阴阳平衡，以达到止汗的目的。附子温阳散寒，助阳固表。虑阳虚日久，浮越于外，故以煅牡蛎收敛固涩，同时又具有止汗之能。炙甘草调和诸药。全方共奏调和营卫、温阳固表、敛阴止汗之效。二诊时，患者汗出明显减轻，恶风改善，大便成糊状，营卫渐和，阳气渐复，继续上方巩固治疗。故而三诊汗出瘥，诸症缓解。自汗一症，病因较为复杂，可由多种因素引起。本案患者自汗 10 余年，久治不愈，实属顽疾。全方辨证准确，用药精当，故能取得较好疗效。

第二节　麻黄细辛附子汤

《伤寒论》记载："少阴病，始得之，反发热，脉沉者，麻黄细辛附子汤主之。"原书中虽未明确提及麻黄细辛附子汤可治头痛，但从后世医家的描述及对方义的分析发现，麻黄细辛附子汤对于阳虚外感、寒邪直中少阴，阻滞清阳所致的头痛具有良效。如成无己在《注解伤寒论》中提道："少阴病，当无热，恶寒；反发热者，邪在表也。虽脉沉，以始得，则邪气未深，亦当温剂发汗以散之……《内经》曰：寒淫于内，治以甘热，佐以苦辛，以辛润之。麻黄之甘，以解少阴之寒；细辛、附子之辛，以温少阴之经。"麻黄之用，能够通过发散风寒之邪，使寒邪从表而解，开通头部经络，缓解因寒邪凝滞导致的头痛。其辛散之性还能促进气血运行，改善头部气血不畅的状态。附子大辛大热，能温补肾阳，振奋阳气，不仅具有祛寒邪之功，而且还能温阳补虚御寒邪之侵。细辛祛风散寒，通窍止痛，与麻黄相伍，则增强解表散寒之力，与附子相配，则温补少阴阳虚尤捷。因此，笔者在临床常使用麻黄细辛附子汤治疗阳虚外感、寒邪侵袭所致的头痛，此类头痛多为冷痛、重痛，遇寒加重，伴畏寒、肢冷等阳虚之象。临证之时配合川芎茶调散，同时加用虫类药则效果更良。

麻黄细辛附子汤合川芎茶调散加减治疗头痛案

江某，女，43 岁。2024 年 6 月 12 日初诊。
主诉：头痛反复发作 5 年。

现病史：患者自诉 5 年来头痛反复发作，每遇阴天下雨或空调温度太低即作，以寒痛为主，得温则舒，苦不堪言，遍访诸多医院，疗效欠佳，经人介绍，就诊于我院门诊。刻下症：头痛，以枕部为主，遇寒则甚，精神困倦，时有头晕、昏昏欲睡感，恶寒，纳差，二便调，眠差多梦，舌质淡，苔白厚腻，脉沉弦细。

中医诊断：头痛（阳虚寒凝）。

西医诊断：偏头痛。

中医治法：温阳散寒，祛风止痛。

处方：麻黄 10g，附片 15g（先煎），细辛 5g，川芎 30g，羌活 15g，白芍 30g，荆芥 15g，防风 15g，白芷 15g，全蝎 10g，蜈蚣 2 条，炙甘草 5g。14 剂，每日 1 剂，水煎，早、晚 2 次分服。

2024 年 6 月 26 日二诊：患者服药 2 周后，头痛次数明显减少，程度也较前减轻，精神状态有所好转，纳一般，眠差，二便调。上方加鸡内金 15g，首乌藤 30g，继服 14 剂，煎服法同前。

后随访，患者诉头痛基本未再发作，食欲及睡眠均改善。

【按】患者头痛反复发作达 5 年之久，故可明确诊断为"头痛"。其每遇阴天下雨或空调温度过低便发作，寒痛明显且得温则舒，此乃阳虚感寒之象。寒邪凝滞，阻遏阳气，致清阳不升、浊阴不降，头部气血不畅。正如《素问·举痛论》中所言："寒气入经而稽迟，泣而不行，客于脉外则血少，客于脉中则气不通，故卒然而痛。"结合舌脉之象，可精准辨证为阳虚寒凝。阳虚则温煦失职，寒邪侵袭，阻滞少阴经气，气血不通而发为头痛。《素问·生气通天论》有云："阳气者，精则养神，柔则养筋。"阳气亏虚，不能养神柔筋，故患者精神困倦，时有头晕、昏昏欲睡之感；又无以温煦固表，遂作恶寒之状。肾阳不足，脾阳亦亏，运化失常，因而纳差。阳气亏虚，阴寒内盛，阳不入阴，致眠差多梦。寒邪扰神，心神难安。处方以麻黄细辛附子汤合川芎茶调散加减。方中麻黄发汗散寒，宣通阳气，使寒邪从表而解，如《本草正义》所云："麻黄轻清上浮，专疏肺郁，宣泄气机，是为治感第一要药。"附子温肾助阳，振奋阳气，驱散寒邪。细辛散寒止痛，通彻表里，直入少阴经，祛少阴经之寒邪。李东垣谓"头痛需用川芎"，川芎上行头目，祛风活血行气止痛功效卓著，配伍羌活、白芷、荆芥、防风，祛风散寒止痛之力更强。白芍养血柔肝，缓急止痛，与川芎等活血药相配，可防麻黄、附子、细辛等药辛散太过。且患者头痛日久，久病多瘀，此亦为应用白芍、川芎之因。此外，需知久病入络，如《临证指南医案·厥阴气血邪痹》记载："阳气为邪阻，清空机窍不宣，考《周礼》采毒药以攻病，藉虫蚁血中搜逐，以攻通邪结，乃古法而医人忽略者。今痛滋脑后，心下呕逆，厥阴见症。久病延虚，攻邪须兼养正。川芎、当归、半夏、姜汁、炙全蝎、蜂房。"本案加入全蝎、蜈蚣，正是受叶天士启发。虫类药走窜之力极强，能搜剔经络之邪，通利气血，对顽固性头痛疗效甚佳。二诊时，患者头痛次数减少、程度减轻，但纳差、眠差，故加鸡内金健胃消食，首乌藤养血安神。经二诊调整方剂后，患者头痛基本未再发作，食欲及睡眠均得以改善。本案以温阳、祛寒、通络为入手点，紧扣阳虚为本、寒邪为标的病机，精准用药，故而取得良好疗效，为中医治疗头痛之典范案例，足见中医辨证论治之精妙。

第三节　小青龙汤

《伤寒论》记载："伤寒表不解，心下有水气，干呕，发热而咳，或渴，或利，或噎，或小便不利，少腹满，或喘者，小青龙汤主之。"小青龙汤具有强大的祛风散寒功效，外能散表寒，内能化水饮，表里同治。清代著名医家陈修园在《医学三字经》中指出："《金匮》治痰饮咳嗽，不外小青龙汤加减。方中诸味皆可去取，唯细辛、干姜、五味不肯轻去。即面热如醉，加大黄以清胃热，及加石膏、杏仁之类，总不去此三味，学者不可不深思其故也。"由陈修园书中的论述我们可以发现：第一，小青龙汤是治疗痰饮咳嗽的基本方；第二，小青龙汤应以细辛、干姜、五味子为主。鉴于以上启发，笔者在临床治疗咳嗽时常常以小青龙汤进行加减化裁，尤其对于风寒外袭、寒饮内停、肺气上逆所致的咳嗽、气喘等症状具有显著的治疗作用。

小青龙汤合苓桂术甘汤加减治疗咳嗽案

甄某，女，46岁。2024年6月12日初诊。

主诉：间断咳嗽2个月。

现病史：患者 2 个月前不慎受寒后出现咳嗽，畏寒怕冷，发热，体温 38.2℃，食欲差，自觉困倦乏力，嗜睡，自行服用三九感冒灵、川贝枇杷膏等药物后，发热、怕冷症状基本好转，但仍有咳嗽，反复发作，感寒饮冷后较为严重，为求进一步中医治疗，遂来我院门诊就诊。刻下症：咳嗽，痰清稀色白，量少，较易咳出，畏寒，自觉喉中鸡鸣音，无咽痛，无腹痛腹胀，时有疲劳，乏力，纳一般，眠差，难以入睡，易醒，大便不成形，小便利，舌淡红，边有齿痕，苔厚腻，脉弦。

中医诊断：咳嗽（太阳伤寒夹水饮）。

西医诊断：支气管炎。

中医治法：解表止咳，温肺化饮。

处方：麻黄 10g，桂枝 10g，白芍 15g，干姜 10g，细辛 5g，法半夏 15g，炒苦杏仁 15g，五味子 10g，茯苓 15g，炒白术 15g，紫苏子 15g。7 剂，每日 1 剂，水煎，早、晚 2 次分服。

后随访，患者自诉服药至第 3 剂时咳嗽基本缓解；7 剂服完，基本无咳嗽，畏寒、乏力、大便不成形等症状基本消失。嘱患者暂忌生冷、辛辣之品，注意勿受寒。

【按】患者 2 个月前不慎受寒后出现咳嗽等症状，故诊断为"咳嗽"。其咳嗽为太阳伤寒之证。寒邪侵袭肌表，卫阳被遏，营卫失和，故见畏寒怕冷、发热。寒邪犯肺，肺失宣降，津液不布，聚而为痰饮，故咳嗽、咳清稀白色痰。《素问·经脉别论》云："饮入于胃，游溢精气，上输于脾。脾气散精，上归于肺，通调水道，下输膀胱。水精四布，五经并行……"痰饮内停，脾胃运化失常，水谷不能化为精微而布散全身，故食欲差。脾胃为气血生化之源，痰饮困脾，气血化生不足，清阳不升，脑窍失养，则困倦乏力、嗜睡。脾失健运，水湿下注肠道，致大便不成形。此外，脾胃被痰饮所困，生化无源，无以奉养肺金，肺气愈虚，进一步加重咳嗽症状，诚如《素问·咳论》所云："五脏六腑皆令人咳，非独肺也……此皆聚于胃，关于肺……"咳嗽的根本病位在于肺脾。结合舌脉，故辨证为太阳伤寒夹水饮之证，治以解表止咳、温肺化饮，方用小青龙汤合苓桂术甘汤加紫苏子化裁。方中麻黄、桂枝解表散寒，宣肺平喘；白芍和营敛阴，防止麻黄、桂枝发汗太过；干姜、细辛温肺化饮；法半夏燥湿化痰；炒苦杏仁、紫苏子降气止咳平喘；五味子敛肺止咳。杏仁、五味子、紫苏子为笔者临证治疗咳嗽的经验药对，蕴润肺、降肺、敛肺之意。茯苓健脾利水，渗湿化饮；炒白术健脾燥湿。全方既解表散寒以治太阳伤寒之表证，又温肺化饮、健脾利湿以除水饮之邪，标本兼治。本案例通过运用小青龙汤合苓桂术甘汤治疗太阳伤寒夹水饮之咳嗽，取得了良好的疗效，同时突出了咳嗽关于肺、聚于胃的治疗思想，以及培土生金的治疗原则，为中医治疗咳嗽提供了有益的借鉴。

第四节　葛根汤

《伤寒论》云："太阳病，项背强几几，无汗恶风，葛根汤主之。"葛根汤由葛根、麻黄、桂枝、生姜、甘草、芍药、大枣组成。细究书中原文可知，葛根汤主要用于治疗项背拘紧不适之症，此表现与现代医学中颈椎病的临床表现有着诸多相似之处。在临床实践中，笔者常常运用葛根汤来治疗颈椎病，且取得了较为显著的疗效。此方以项背强痛、恶风、无汗为主要辨证要点。若患者有汗出之象，则可适当减少麻黄的用量或者去除麻黄，以防过汗伤正。在临证加减使用方面，若患者伴有上肢麻木，则可加入桑枝、鸡血藤、威灵仙等通络之品。桑枝善走上肢，可祛风湿、利关节、通经络；鸡血藤既能活血又能补血，可舒筋活络；威灵仙则性猛善走，能通十二经络，可祛风湿、通经络。三者合用，对于颈椎病所致之上肢麻木有着良好的治疗效果。若疼痛剧烈，可加乳香、没药等活血止痛药物。乳香、没药皆为活血化瘀之良药，能行气活血、散瘀止痛，可有效缓解颈椎病引起的剧烈疼痛。若肝肾亏虚明显，可加杜仲、桑寄生、狗脊等补肝肾之药。杜仲补肝肾、强筋骨，桑寄生既能祛风湿又能补肝肾，狗脊可祛风湿、补肝肾、强腰膝。三者协同，可滋补肝肾、强壮筋骨，对于肝肾亏虚型颈椎病疗效显著。若风痰阻络，又需配伍天麻、僵蚕之类。天麻性平味甘，具有平肝息风、祛风通络之功效；僵蚕咸辛平，能祛风解痉、化痰散结。二者合用，可祛风化痰、通络止痉，有效治疗风痰阻络型颈椎病。需要指出的是，临证应用葛根汤治疗颈椎病，葛根剂量要大，笔者在临床中往往30g起用，甚时可用至60g，疗效突出。

葛根汤合四藤一仙汤治疗颈椎病案

姚某，女，58岁。2023年10月12日初诊。

主诉：间断项部疼痛、僵硬不适伴上肢麻木3年余，加重1周。

现病史：患者3年余前无明显诱因出现项部疼痛、僵硬不适，同时伴上肢麻木，就诊于当地医院。颈椎X线检查：颈椎生理曲度变直，C5-6椎间盘突出，椎间隙变窄，椎体边缘可见骨质增生，项韧带钙化。脑核磁检查：未见异常。予针灸、推拿及中药治疗后，症状稍有缓解，但仍反复发作。1周前，患者受凉后上述症状加重，为求进一步治疗，就诊于我院门诊。刻下症：项部疼痛，得温则舒，项部僵硬不适，上肢麻木，偶有口干，纳可，眠尚调，二便调，舌淡红，苔薄白，脉浮紧。

中医诊断：项痹（寒邪袭络）。

西医诊断：颈椎病。

中医治法：温经散寒，通络止痛。

处方：葛根45g，白芍30g，桂枝15g，鸡血藤30g，络石藤30g，海风藤30g，石楠藤30g，威灵仙15g，炙甘草5g。14剂，每日1剂，水煎，早、晚2次分服。

2023年10月26日二诊：患者诉服药后项部疼痛减轻，上肢麻木有所缓解，口干消失。予上方加用黄芪30g，继服14剂，巩固疗效。

后随访，患者诉服药后项部疼痛、上肢麻木基本消失，未再复发。

【按】患者因间断项部疼痛、僵硬不适伴上肢麻木3年余来诊，故而诊断为"项痹"。《素问·痹论》记载："风寒湿三气杂至，合而为痹也。"该患因受凉后病情加重，大抵寒邪客于项部，阻滞经络，不通则痛，故项部疼痛、僵硬；经络不通，气血不能濡养上肢，故上肢麻木。偶有口干，则为寒邪凝滞，津液无法上承所致。结合舌淡红、苔薄白、脉浮紧，故辨证为寒邪袭络。治以温经散寒，通络止痛。方用葛根汤合四藤一仙汤加减治疗。方中葛根解肌发表，升阳舒筋，生津止渴，为君药；白芍养血柔肝，缓急止痛，与葛根相配，一升一敛，调和筋脉。桂枝温通经脉，助阳化气，散寒止痛，与葛根、白芍共同调和营卫，温通经络。鸡血藤、络石藤、海风藤、石楠藤、威灵仙，祛风活血通络止痛。诸藤合用，增强通经活络之力，又以威灵仙通行十二经络，搜风剔骨，更助祛除经络之邪。正如《药品化义》言威灵仙："性猛急，盖走而不守，宣通十二经脉。"炙甘草调和诸药，且能缓急止痛。二诊时患者项部疼痛减轻，上肢麻木有所缓解，口干消失，说明寒邪得散，经络渐通，津液得以正常输布。考虑患者患病3年之久，此次因外感寒邪而诱发，其体内必有正气不足之象，故加黄芪扶正固表，且黄芪与桂枝、白芍相伍，又兼具黄芪桂枝五物汤之意，可温养气血、通经活络。在本案的治疗过程中，既注重祛除病邪，又重视扶正固本，标本兼治，故而诸症缓解，未再复发。

第五节　炙甘草汤

《伤寒论》记载："伤寒，脉结代，心动悸，炙甘草汤主之。"炙甘草汤作为治疗心悸的经典方剂，历经千年传承，在临床中发挥着重要作用。该方由炙甘草、生姜、人参、生地黄、桂枝、阿胶、麦冬、火麻仁、大枣组成。对于本方的理解，《伤寒来苏集》曾深刻阐释："寒伤心主，神明不安，故动悸；心不主脉，失其常度，故结代也。结与代，皆为阴脉，伤寒有此，所谓阳证见阴脉者死矣。不忍坐视，始制炙甘草汤……此或阳亢阴竭而然，复出补阴制阳之路，以开后学滋阴一法乎？"由经文之意可知，"阳证见阴脉者死"，凸显了病情的严重性，这也明确昭示了炙甘草汤在治疗危重症方面的重要价值。另外，炙甘草汤的病机与阳亢阴竭紧密相关。而成无己则认为："结代之脉，动而中止能自还者，名曰结；不能自还者，名曰代。由血气虚衰，不能相续也。心中悸动，知真气内虚也，与炙甘草汤，益虚补血气而复脉。"由此可见，该方的病机应为气血亏虚。虽然二者对炙甘草汤的认识有所不同，但无疑都极大地丰富了我们对该方更进一步的理解。

在临床实践中，笔者通过对大量病例的观察与总结发现，炙甘草汤治疗心悸主要适用于虚多邪少的病证。对于严重的心悸患者，一方面存在宗气不足的情况。《灵枢·邪客》言："故宗气积于胸中，出于喉咙，以贯心脉，而行呼吸焉。"宗气贯心脉，对心脏具有重要的滋养和顾护作用。此外，《景岳全书·怔忡惊恐》所言"怔忡之病，心胸筑筑振动，惶惶惕惕，无时得宁者是也。此证惟阴虚劳损之人乃有之，盖阴虚于下，则宗气无根，而气不归源，所以在上则浮撼于胸臆，在下则振动于脐旁，虚微者动亦微，虚甚者动亦甚"，也强调了心悸与宗气有关。另一方面，心悸日久，心阳亦亏虚，鼓动无力，心失所养，可进一步加重心悸。鉴于此，在治疗严重的心悸患者时，必须充分考虑宗气和心阳不足的影响。故笔者在临证应用炙甘草汤治疗心悸时，常常加用补益宗气之品和补阳之类。通过补益宗气、温补心阳，使方剂的疗效得到显著提升。

炙甘草汤加黄芪、附子治疗心悸胸闷案

钟某，男，61 岁。2023 年 12 月 6 日初诊。

主诉：心悸胸闷 4 个月。

现病史：患者 4 个月前无明显诱因出现心悸胸闷，步行 500 米即出现眼睛黑蒙、头晕，严重影响活动，就诊于当地医院，行动态心电图检查示平均心率为 45 次/分，建议植入心脏起搏器，患者拒绝手术治疗，为求中医诊治，就诊于我院门诊。刻下症：间断心悸、胸闷、头晕，行至 500 米上述症状发作明显，活动严重受限，语声低微无力，口干，纳可，眠调，大便调，小便无力，舌淡白，苔薄少，脉缓无力。

中医诊断：心悸（气阴两虚，宗气心阳不足）。

西医诊断：窦性心动过缓。

中医治法：益气养阴，补益宗气，温补心阳。

方药：生地黄 20g，桂枝 15g，红参 15g，麦冬 30g，炙甘草 20g，大枣 3 枚，附子 15g（先煎），黄芪 30g。7 剂，每日 1 剂，水煎，早、晚 2 次分服。

2023 年 12 月 13 日二诊：患者诉服药后心悸胸闷症状消失，可步行 5000～6000 米，偶有头晕，语声、排尿较前有力，口干缓解，平均心率 51 次/分，纳眠可，舌淡白，苔薄少，脉缓有力。上方加川芎 15g，天麻 15g。7 剂，煎服法同前。

2023 年 12 月 20 日三诊：患者诉服药后诸症缓解，继予上方 14 剂以巩固疗效，嘱其避免过度活动。

【按】本案患者所患窦性心动过缓，属于中医学"心悸"范畴。正如《灵枢·天年》所言："六十岁，心气始衰，苦忧悲，血气懈惰，故好卧。"患者已年逾六十，脏腑功能渐趋衰退，心气亏虚，阴血亦显不足，心失所养，故而引发心悸。心阴不足，则口干之象凸显；心气虚

弱，鼓动无力，遂致心悸且脉缓无力。宗气不足，难以贯心脉以行气血，加之心阳虚弱，无力发挥温煦推动之效，因而出现心率过缓、胸闷、头晕、活动受限、语声低微无力、小便无力等诸般症状。舌淡白、苔薄少，此乃气阴两虚、宗气心阳不足之征。据此精准辨证为气阴两虚、宗气心阳不足之证，治当以益气养阴、补益宗气、温补心阳为法，采用炙甘草汤加黄芪、附子进行治疗。方中红参大补元气、生津安神，生地黄滋阴养血、清热凉血，麦冬养阴生津、润肺清心，大枣补中益气、养血安神，诸药共奏滋补气阴之效。黄芪力专补益宗气，为心脏提供滋养之力。桂枝辛温，甘草甘温，二者相伍，温补心阳。更添力大气雄之附子，正如《本草正义》云其"本是辛温大热，其性善走，故为通行十二经纯阳之要药，外则达皮毛而除表寒，里则达下元而温痼冷，彻内彻外，凡三焦经络，诸脏诸腑，果有真寒，无不可治"。附子直补离火之虚，强力振奋心阳。二诊之时，患者心悸胸闷症状已然消失，语声较前洪亮，排尿亦更为有力，口干之症亦得缓解，然仍有头晕之症未除，故加川芎以活血行气、天麻平肝息风止晕。三诊之际，患者诸症明显好转，遂予原方继续扶正培元，巩固疗效。本案在应用炙甘草汤时，减去了原方中的火麻仁与阿胶，一方面，考虑患者并未出现便秘，不会对心脏产生负担，故减火麻仁；另一方面，生地黄、麦冬大剂量补阴之力已够，故减阿胶。此外，本案取效的关键在于精准把握气阴两虚、宗气心阳不足之病机，灵活运用经典方剂炙甘草汤，并根据病情进行合理加减，既聚焦于心脏本身之病变，又高度重视宗气对心脏的滋养及心阳的关键作用，通过多方位综合调治，取得了良好的治疗效果。

第六节　半夏泻心汤

《伤寒论》记载："伤寒五六日，呕而发热者，柴胡汤证具，而以他药下之，柴胡证仍在者，复与柴胡汤。此虽已下之，不为逆，必蒸蒸而振，却发热汗出而解。若心下满而硬痛者，此为结胸也，大陷胸汤主之。但满而不痛者，此为痞，柴胡不中与之，宜半夏泻心汤。"半夏泻心汤作为临床治疗肠胃疾病的常用方剂，在急慢性胃肠炎、消化性溃疡、胃肠功能紊乱等的治疗中发挥着重要作用。该方由半夏、黄芩、干姜、人参、炙甘草、黄连、大枣组成。其功效为寒热平调，消痞散结，主要用于治疗寒热错杂之痞证。心下痞满，但满而不痛，或呕吐，肠鸣下利，舌苔腻而微黄乃其典型表现。在临证中，笔者应用半夏泻心汤的机会颇多。此方剂寒热互用，可有效除湿热；辛开苦降，能有序复升降。因而常常用于治疗腹胀、反酸、泄泻、口腔溃疡等，每获良效。例如，在治疗反酸时，常常配伍乌贝散、左金丸，以增强制酸止痛之效。乌贝散具有制酸止痛、收敛止血的作用，与半夏泻心汤合用，可针对反酸之症标本兼治。左金丸清肝泻火、降逆止呕，与半夏泻心汤协同，可更好地调理肝胃不和所致的反酸。对于纳差食少者，常常加用鸡内金、鸡屎藤。鸡内金健胃消食，鸡屎藤健脾除湿、消食化积，二者与半夏泻心汤配合，可健运脾胃，增进食欲。若腹胀甚者，则需与木香、砂仁及枳术丸配伍。木香行气止痛，砂仁化湿开胃，枳术丸健脾消痞，与半夏泻心汤共奏行气消胀、健脾和胃之功。而对于疼痛明显者，喜用失笑散。失笑散活血祛瘀、散结止痛，与半夏泻心汤合用，可缓解肠胃疼痛，改善气血不畅。临证使用半夏泻心汤，只要辨证准确，灵活加减，均能取得不错的治疗效果。

半夏泻心汤合乌贝散、曲麦枳术丸治疗胀满伴反酸案

赵某，男，64 岁。2024 年 9 月 3 日初诊。

主诉：间断胃脘部胀满、反酸半年余。

现病史：患者半年多来时常自觉胃脘部胀满不适，伴反酸，进食后尤甚，曾行胃镜检查提示慢性浅表性胃炎。平素食欲差，食后即饱，伴随四肢倦怠、乏力，为求进一步中医诊治，特来我院门诊就诊。刻下症：疲劳乏力，胃脘部胀满不适，进食后明显，时有隐痛，反酸，食欲差，食后即饱，伴嗳气，自觉口苦、口干、口中有黏滞感，不敢食凉，睡眠一般，梦多，大便不成形，每日 1～2 次，小便黄，舌淡嫩，苔厚腻，脉弦滑。

中医诊断：胃痞（脾虚气滞，寒热错杂）。

西医诊断：慢性胃炎。

中医治法：健脾行气，平调寒热。

处方：法半夏 30g，黄连 10g，黄芩 15g，干姜 10g，党参 15g，海螵蛸 30g，浙贝母 15g，枳壳 15g，炒白术 15g，神曲 15g，麦芽 30g，甘草

5g。14剂，每日1剂，水煎，早、晚2次分服。

2024年9月17日二诊：患者胃胀、反酸症状减轻，口苦、口干好转，仍有疲劳乏力，食欲转佳，大便成形，小便淡黄，舌淡红，苔薄黄，脉弦滑。上方减神曲、麦芽，加黄芪30g，薏苡仁30g。7剂，煎服法同前。

后随访，患者服药后胃胀、反酸基本消失，余无不适。

【按】本案患者以"间断胃脘部胀满、反酸半年余"就诊，属于中医学"胃痞"范畴。患者年老，脾胃渐虚。脾气虚弱，运化无力，故见食欲差，食后即饱，四肢倦怠，乏力，大便不成形。脾虚气滞，中焦气机不畅，故胃脘部胀满不适，时有隐痛、嗳气。口苦、口干、口中黏滞感、小便黄，结合苔厚腻、脉弦滑，提示体内有湿热之象。不敢食凉，说明中焦有寒。综合判断为脾虚气滞，寒热错杂之证。治以健脾行气，平调寒热。方用半夏泻心汤合乌贝散、曲麦枳术丸治疗。方中法半夏燥湿化痰，和胃降逆，其性辛温，可燥脾湿、化痰饮、降逆气，针对中焦寒湿之象。黄连、黄芩苦寒清热燥湿，二者合用，可清体内湿热。干姜温中散寒，与黄连、黄芩相配，寒温并用，辛开苦降，调和寒热。党参、炒白术健脾益气，补脾气之虚，助脾胃运化；浙贝母、海螵蛸抑酸和胃；枳壳理气宽中，增强中焦气机流通；神曲、麦芽消食和胃，促进食物的消化吸收，以减轻食积对脾胃的负担，增强健脾行气、消食导滞之力；甘草调和诸药。二诊之时，患者胃胀、反酸减轻，口苦、口干好转，食欲转佳，大便成形，小便淡黄，足证方药切中病机。湿热渐退，脾气渐复，中焦气机渐畅。因食欲转佳，故去神曲、麦芽。患者仍感疲劳乏力，遂加黄芪、薏苡仁以增强健脾益气、祛湿之效。此案虽腹胀明显，然以辛开苦降之法竟获殊效。临证之际，方证之辨识务必精准，药物之选择更需审慎。切不可一味理气除胀而妄用破气之品，当综合考量患者之整体状况，辨明寒热虚实，权衡用药之轻重缓急。如此，方能准确把握病机，选对方剂，用药得当，达到良好的治疗效果。

第七节　理中汤

《伤寒论》记载："霍乱，头痛发热，身疼痛，热多欲饮水者，五苓散主之；寒多不用水者，理中丸主之。"依此条文，理中汤初为治疗寒胜热之霍乱之主方。然历经后世医家不断深入探究与完善认知，其已成为治疗脾胃虚寒证之经典方剂。该方由人参、干姜、炙甘草、白术构成，功效为温中祛寒、补气健脾，主要适用于脘腹疼痛、喜温喜按、呕吐泄泻、腹满食少、口淡不渴、舌淡苔白、脉沉迟或细弱之病证。在临床运用中，相较于平胃散聚焦于湿邪为主，理中汤之病机核心呈现为虚、寒、湿。故施用此方时，需依据患者虚、寒、湿之程度精准施治。若寒邪盛者，可加用附子，化裁为附子理中丸；虚象显著者，加用黄芪以增补虚之力；湿邪突出时，加用茯苓、薏苡仁以强化祛湿之效。鉴于脾胃虚弱、寒湿内蕴常致气机不畅，故应用本方时，笔者常加用青皮、陈皮，组成治中汤以畅达气机。临证之中，理中汤在治疗泄泻方面成效卓著。泄泻之病，一则因脾虚运化失职，致升降紊乱、清浊不分而发泄泻；二则如《素问·阴阳应象大论》所云"湿胜则濡泻"，脾虚湿盛亦为关键因素。由此，笔者在治疗泄泻时提出"湿非独现，脾非独弱"之理念。此外，泄泻日久易致脾阳下陷，对于顽固性泄泻之治疗，应高度重视升阳药之运用。

理中汤合四神丸加减治疗顽固性泄泻案

廖某，男，45岁。2024年3月13日初诊。

主诉：间断腹泻4年，加重2周。

现病史：患者自诉4年前一次感冒之后开始出现腹泻，此后每因饮冷、受寒后腹泻发作，严重时每日3～5次，呈稀水状，自行口服诺氟沙星胶囊、蒙脱石散稍有改善。2周前因喝冰镇啤酒后腹泻加重，伴有轻微腹痛，为求中医治疗，遂来我院门诊就诊。刻下症：怕冷，畏风，间断腹泻，偶有腹痛，伴腹部下坠感，大便呈稀水状，每日3～4次，体重较前减轻，腰膝酸软，纳可，眠调，小便清长，舌淡红，苔薄白，脉沉濡。

中医诊断：泄泻（寒湿内蕴，脾肾阳虚）。

西医诊断：慢性肠炎。

中医治法：温阳化湿，升阳止泻。

处方：附片10g（先煎），白术15g，干姜10g，党参15g，补骨脂10g，吴茱萸15g，肉豆蔻15g，五味子15g，防风30g，升麻10g，葛根

30g，甘草 5g。14 剂，每日 1 剂，水煎，早、晚 2 次分服。

2024 年 6 月 6 日二诊：患者自诉口服中药 1 周后腹泻基本好转，大便次数减少，怕冷、畏风改善，腰膝酸软减轻，偶有腹胀，纳眠可，小便利。上方加厚朴 15g，陈皮 15g，继服 14 剂，煎服法同前。

后随访，患者自诉口服中药后腹痛腹泻症状基本消失，诸症缓解，嘱患者注意饮食，避免食用生冷、油腻、辛辣食物，注意腹部保暖。

【按】患者 4 年前感冒后腹泻，外邪侵袭，正气受损，后每因饮冷、受寒乃至此次饮冰镇啤酒而致病情加重。寒邪反复侵犯，日久伤及脾肾之阳，正如《素问·生气通天论》所云："阳气者，若天与日，失其所，则折寿而不彰……"脾肾阳气亏虚，脾失健运，肾失温煦，水谷不得运化，清浊难分，遂见腹泻如稀水状；怕冷、畏风乃阳气不足，卫阳不固之象；小便清长为肾阳虚弱，不能温化水液之征；腰膝酸软更是肾阳亏虚之典型体现。腹部下坠感因脾阳虚衰，升举无力所致。综合而论，此属脾肾阳虚、寒湿内蕴之证，故以温阳化湿、升阳止泻为法，采用理中汤合四神丸加升麻、防风、葛根治之。方中附片大辛大热，为温肾助阳之要药，可峻补命门之火；干姜温中回阳，守而不走。二者相伍，温阳散寒之力大增，直击脾肾阳虚之寒象。白术苦温，乃脾脏补气之首药，健脾燥湿；党参补中益气，健脾益肺。二者协同，健脾益气，恢复脾气健运之功能，以疗脾阳虚衰所致之运化失常。补骨脂补肾助阳，暖水脏而壮火益土；吴茱萸散寒止痛、降逆止呕、助阳止泻，善治下焦虚寒之泄泻；肉豆蔻温中涩肠、行气消食，可固肠止泻。三者配合，温补肾阳、止泻固涩。五味子收敛固涩，与上述温肾健脾之药合用，可防水谷过度流失。升麻、葛根升举阳气，提升下陷之脾气。防风祛风解表、胜湿止痛，与附片、干姜等温阳药配合，增强机体抵御外邪之力。甘草调和诸药，使方剂药性和缓，协同发挥作用。二诊时患者腹泻基本好转，大便次数减少，怕冷、畏风改善，腰膝酸软减轻，偶有腹胀，遂加厚朴、陈皮行气除胀。后随访，患者腹泻症状基本消失，诸症缓解，疗效显著。本案治疗紧扣虚、寒、湿之病机关键。虽古有"治湿不利小便，非其治也"之说，然虑及患者脾阳下陷，若用淡渗利湿之品，恐加重脾阳下陷程度，不利于泄泻的治疗。此乃本案用药之特色，充分彰显了中医辨证论治之精准与灵活。

第八节　小柴胡汤

《伤寒论》记载："伤寒五六日中风，往来寒热，胸胁苦满，默默不欲饮食，心烦喜呕，或胸中烦而不呕，或渴，或腹中痛，或胁下痞硬，或心下悸，小便不利，或不渴，身有微热，或咳者，小柴胡汤主之。"小柴胡汤作为和解少阳的经典代表方剂，由柴胡、黄芩、人参、半夏、炙甘草、生姜、大枣组成。其主要用于治疗伤寒少阳证，症见往来寒热，胸胁苦满，默默不欲饮食，心烦喜呕，口苦，咽干，目眩，舌苔薄白，脉弦者。深入解读小柴胡汤原文可知，其能够应对多种或然证。基于此，笔者在临证中广泛应用小柴胡汤治疗多种疾病，涵盖外感与内伤，绝非局限于伤寒少阳证。例如，对于外感发热较重者，常常联合银翘散，组成柴银退热合剂，以增强清热解毒、疏风解表之效。若遇妇人咳嗽咳痰之症，则联用半夏厚朴汤，既和解少阳，又化痰降逆止咳。对于饮食不佳者，合四消饮或保和丸，以健胃消食，促进脾胃运化。若患者结节较多，则与消瘰丸合用，以软坚散结。若胃胀为甚，配伍良附丸，可温中理气止痛。当枢机不利且痰热扰神致失眠时，加用温胆汤，名为柴芩温胆汤，以清热化痰、和胃安神。若湿气明显，则合用平胃散，称为柴平汤，以燥湿运脾、行气和胃。此中加减变化，实难一一列举。总之，小柴胡汤具有和解表里、平衡营卫、疏利三焦、复司升降等诸多作用，是临床中极为有效的方剂。在应用过程中，需根据患者的具体病情进行灵活加减，以充分发挥其独特的疗效。

小柴胡汤合温胆汤加减治疗失眠案

汪某，女，56 岁。2024 年 5 月 29 日初诊。

主诉：失眠 20 年。

现病史：患者诉近 20 年来睡眠质量一直欠佳，入睡困难，梦多，一直处于眠浅状态，易惊恐，稍有声响即会惊醒，曾行中医治疗，效果不佳，今慕名来我院门诊就诊。刻下症：口干口苦，晨起明显，心烦，纳可，大便调，小便稍黄，眠差，入睡困难，多梦，舌淡红，苔黄腻，脉弦滑。

中医诊断：不寐（枢机不利，痰热内扰）。

西医诊断：睡眠障碍。

中医治法：和解枢机，清热化痰。

处方：柴胡15g，黄芩10g，姜半夏30g（先煎），丹参30g，枳实15g，竹茹15g，陈皮15g，茯苓15g，龙骨30g（先煎），珍珠母30g（先煎），首乌藤30g，炙甘草10g。14剂，每日1剂，水煎，早、晚2次分服。

2024年6月12日二诊：患者自诉口服中药后睡眠质量有所改善，入睡较前容易，心烦症状缓解，多梦不明显，仍有口干口苦，舌脉同前。上方加生地黄15g，继服14剂，煎服法同前。

2024年6月26日三诊：患者睡眠明显好转，口干口苦缓解，二便正常，舌脉同前。守上方再服14剂以巩固疗效。

【按】患者失眠二十载，病程漫长，缠绵难愈。诚如《灵枢·大惑论》所云："卫气不得入于阴，常留于阳，留于阳则阳气满，阳气满则阳跷盛，不得入于阴则阴气虚，故目不瞑矣。"患者枢机不畅，少阳经气阻滞，胆火上扬，遂致口干、口苦、心烦之症。痰热内扰，心神不安，故而眠差，入睡艰难，多梦且易惊恐。舌淡红、苔黄腻、脉弦滑，此乃枢机不利，痰热内扰之明证。治当疏利少阳，清热化痰。其以小柴胡汤合温胆汤为基础方，独具匠心。方中柴胡透泄少阳之邪，如利刃斩乱麻，使邪有出路。黄芩清泻少阳之热，苦寒清热，直折火势。姜半夏大剂量安神助眠。丹参易原方之人参，此乃精妙之变。少阳枢机不利，常伴郁火，若用人参，恐助火势，致神无所归，加重失眠。而丹参既能清热凉血，又具安神除烦之效，恰合病机。竹茹清热化痰，枳实理气化痰，陈皮理气燥湿，茯苓健脾渗湿，共奏清热化痰祛湿之功。加龙骨、珍珠母重镇安神，专治惊恐、眠浅易醒之症；首乌藤养血安神，使神有所养；炙甘草调和诸药，使方剂药性和缓，协同增效。二诊之时，患者睡眠质量改善，入睡较前容易，心烦缓解，多梦不明显，然仍有口干口苦，遂加生地黄清热凉血、滋阴生津，效果显著。本案紧扣少阳枢机不利，痰热内扰之病机，临证以小柴胡汤合温胆汤化裁，获效之因，在于精准把握病机关键，灵活运用方剂，注重药物配伍之妙。

第九节　大柴胡汤

《伤寒论》记载："太阳病，过经十余日，反二三下之，后四五日，柴胡证仍在者，先与小柴胡汤。呕不止，心下急，郁郁微烦者，为未解也，与大柴胡汤下之则愈。"大柴胡汤由柴胡、黄芩、芍药、半夏、生姜、枳实、大枣、大黄组成。该方具有和解少阳、内泻热结之功，即一方面能和解少阳之邪，疏解少阳经的气机不畅；另一方面能泻下阳明热结，清除体内实热积滞。该方常用于治疗消化系统疾病，如胆囊炎、胆结石、胰腺炎、急性胃肠炎等，也可用于发热性疾病伴有消化系统症状的情况。该方以柴胡为君药，透泄少阳之邪，并能疏泄气机之郁滞，使少阳之邪得以疏散。黄芩清泻少阳之热，与柴胡相配，一散一清，共解少阳之邪。芍药缓急止痛，与柴胡相配，可治胸胁苦满疼痛；与大黄相配，可治腹中实痛。半夏、生姜和胃降逆止呕，配伍柴胡，可增强和解少阳之功。枳实、大黄内泻阳明热结，行气消痞，与柴胡相伍，一升一降，调畅气机。大枣和中益气，与生姜相配，能调和营卫，调和脾胃。笔者在临证中常使用该方配合四金汤、消瘰丸治疗胆结石，疗效可观。

大柴胡汤合四金汤、消瘰丸加减治疗胆囊结石案

李某，男，43 岁。2023 年 7 月 15 日初诊。

主诉：右上腹疼痛反复发作半年余，加重 1 周。

现病史：患者半年余前无明显诱因出现右上腹疼痛，呈持续性胀痛，有时向右肩部放射，伴有恶心、呕吐，曾在当地医院就诊，行腹部超声，示"胆囊多发结石，最大者 6mm×5mm"，诊断为胆囊结石，给予抗炎、利胆等治疗后症状缓解。但此后患者右上腹疼痛反复发作，1 周前因饮酒后疼痛再次加重，遂来就诊。刻下症：右上腹疼痛，拒按，口苦咽干，恶心呕吐，大便干结，小便黄赤，舌红，苔黄腻，脉弦数。

中医诊断：腹痛（肝胆湿热）。

西医诊断：胆囊结石。

中医治法：清泻湿热，化石排石。

处方：柴胡 15g，黄芩 10g，法半夏 15g，枳实 15g，白芍 30g，生大黄 5g，金钱草 30g，海金沙 30g，郁金 15g，鸡内金 15g，浙贝母 15g，牡蛎 30g（先煎），威灵仙 15g，炙甘草 5g。14 剂，每日 1 剂，水煎，早、晚 2 次分服。

2023 年 7 月 29 日二诊：患者诉右上腹疼痛明显减轻，口苦咽干、恶心呕吐消失，大便通畅，小便淡黄。上方减大黄，继服 14 剂，煎服法同前。嘱药后复查超声。

2023 年 8 月 12 日三诊：患者症状缓解，复查腹部超声显示胆囊结石较前明显缩小。

【按】胆囊结石在临床中极为常见，此案例中的患者以右上腹疼痛反复发作、口苦咽干、恶心呕吐、大便干结、小便黄赤、舌红、苔黄腻、脉弦数等为主要临床表现，西医检查明确诊断为胆囊结石，而中医则辨为腹痛（肝胆湿热）。细究病因病机，患者因饮食不节且饮酒过度，致使湿热内生，进而蕴结于肝胆。《素问·痹论》曾言："饮食自倍，肠胃乃伤。"《伤寒论》亦云："阳明之为病，胃家实是也。"患者过食肥甘厚味与饮酒无度，损伤脾胃，脾胃运化失司，湿热由此而生。肝胆疏泄失常，气机阻滞，不通则痛，故而出现右上腹疼痛拒按之症；湿热熏蒸，胆气上逆，遂致口苦咽干、恶心呕吐；湿热下注，则小便黄赤；热邪伤津，肠道失润，大便因而干结。其舌红、苔黄腻、脉弦数之象，皆为肝胆湿热的典型表现。在治疗方面，以清泻湿热、化石排石为主要法则，所选方剂为大柴胡汤合四金汤、消瘰丸加威灵仙。大柴胡汤具有和解少阳、内泻热结之效，方中柴胡可透泄少阳之邪，黄芩能清泻少阳之热，法半夏和胃降逆，枳实破气消痞，白芍缓急止痛，生大黄泻下热结。四金汤（金钱草、海金沙、郁金、鸡内金）可清热利湿、化石通淋。消瘰丸中的浙贝母清热化痰、散结消肿，牡蛎软坚散结，与四金汤合用，可显著增强化石排石之力。威灵仙性猛善走，通经络，能宣通五脏、十二经络，引领诸药直达病所，对结石排出大有裨益。炙甘草则起到调和诸药的作用。二诊之时，患者症状明显减轻，大便通畅，故减去大黄，以防泻下过度而伤正。三诊之际，患者症状得以缓解，复查超声显示胆囊结石较前明显缩小，充分彰显了该方剂的有效性。方中威灵仙的运用乃用药之心得感悟，因其具有消骨鲠之特殊功效，由此推之，在治疗结石、结节、囊肿等疾病时，常可获良效。

第十节　柴胡桂枝干姜汤

　　《伤寒论》记载："伤寒五六日，已发汗而复下之，胸胁满微结，小便不利，渴而不呕，但头汗出，往来寒热，心烦者，此为未解也，柴胡桂枝干姜汤主之。"该方主要由柴胡、桂枝、干姜、栝楼根（天花粉）、黄芩、牡蛎、甘草组成，具有和解少阳、温化水饮之功，通过调和少阳枢机，使邪气得以疏散，同时温化体内停聚的水饮，恢复机体的正常气化功能。方中柴胡为君药，其味辛、苦，性微寒，归肝、胆经，可透解少阳之邪，疏畅气机，使少阳之邪得以疏散，恢复少阳枢机的正常功能。黄芩性寒，味苦，归肺、胆、脾、大肠、小肠经，与柴胡配伍，清泻少阳之热。二者一散一清，共同和解少阳。桂枝味辛、甘，性温，归心、肺、膀胱经，能温通阳气，化气行水，以助膀胱气化，消除水饮。同时，桂枝还可调和营卫，协助柴胡解肌退热。干姜味辛，性热，归脾、胃、肾、心、肺经，主要作用是温中散寒、温化水饮，与桂枝相伍，增强温阳化饮之力。天花粉（栝楼根）味甘、微苦，性微寒，归肺、胃经，能清热生津，既可以缓解口渴之症，又能防止干姜、桂枝温燥太过，损伤津液。牡蛎味咸，性微寒，归肝、胆、肾经。能软坚散结，用于消散胸胁部的微结。同时，牡蛎还可收敛止汗，针对但头汗出的症状有一定的调节作用。甘草味甘，性平，归心、肺、脾、胃经，调和诸药，使全方寒温并用，攻补兼施，起到和解少阳、温化水饮的综合功效。笔者在临床中常将该方用于治疗慢性肝病及脾胃病，包括慢性胆囊炎、肝炎、胃肠道功能紊乱等。临证之时，该方的落脚点在于把握"胆热脾寒"的病机，因此在治疗寒热错杂的腹胀、泄泻时常能取得满意的疗效。

柴胡桂枝干姜汤合治中汤治疗腹胀案

　　罗某，女，36 岁。2024 年 7 月 17 日初诊。

　　主诉：反复腹胀 2 年。

　　现病史：患者 2 年前无明显诱因出现腹胀，无反酸、嗳气等，平素脾气暴躁，于外院行腹部 B 超检查示未见明显异常，口服中药治疗后症状缓解不甚明显，现求进一步中医调理，来我院门诊就诊。刻下症：口干口苦，情绪急躁，反复腹胀，自觉腹部发凉，得温则舒，不敢食凉，矢气后腹胀可稍减轻，食欲尚可，眠差，大便偶不成形，小便调，舌淡红，苔薄黄，脉沉弦。

中医诊断：腹胀（肝郁脾虚，寒热错杂）。

西医诊断：不明原因腹胀。

中医治法：疏肝健脾，温中散寒，清热生津。

处方：柴胡12g，桂枝10g，干姜10g，黄芩10g，牡蛎30g（先煎），天花粉15g，青皮15g，陈皮15g，党参15g，白术15g，炙甘草6g。14剂，每日1剂，水煎，早、晚2次分服。

2024年7月31日二诊：患者诉服药后腹胀减轻，腹部发凉缓解，口苦咽干改善，情绪仍急躁，大便成形，舌脉同前。上方加生麦芽30g，香附15g。14剂，煎服法同前。

2024年8月14日三诊：患者诸症好转，嘱其适寒温，节饮食。

【按】腹胀一症，病因多端，临证颇为复杂。本案患者年三十六，反复腹胀达两年之久，其证显为肝郁脾虚、寒热错杂之象。观其平素脾气暴躁，肝失条达，木郁克土，脾胃受累。肝郁化火，上炎则口干口苦、情绪急躁；脾阳不足，虚寒内生，故自觉腹部发凉，得温则舒，不敢食凉，大便偶不成形。此寒热错杂之病机，实为难辨难治之证。中医以疏肝健脾、寒热同调之法，方选柴胡桂枝干姜汤合治中汤加减，诚为精妙之策。方中柴胡透解少阳之邪，疏畅气机，启阳气之升发；黄芩清泻少阳之热，与柴胡相伍，一散一清，和解少阳之郁热。桂枝温通阳气，助阳化气，以散脾寒；干姜温中散寒，暖脾阳以化寒湿。天花粉清热生津，防温燥太过伤津；牡蛎安神。治中汤中党参、白术健脾益气，培补后天之本；炙甘草调和诸药，兼可补脾和中；青皮、陈皮理气健脾，行滞消胀。二诊之时，患者腹胀减轻、腹部发凉缓解、大便成形，此乃药已中的之征。然情绪仍急躁，故加生麦芽疏肝解郁、和中消食，香附疏肝理气、调经止痛，以增疏肝之力。三诊时患者诸症好转，嘱其适寒温、节饮食，乃固本培元之嘱，以防病情反复。此案充分彰显了中医辨证论治之精髓，对于肝郁脾虚、寒热错杂之腹胀，以柴胡桂枝干姜汤合治中汤寒温并用、攻补兼施，使肝气条达、脾阳得复、寒热调和，为临床治疗此类疑难腹胀之症提供了宝贵借鉴，实乃经验之谈，可资后学研习。

第十一节　柴胡加龙骨牡蛎汤

柴胡加龙骨牡蛎汤由柴胡、龙骨、黄芩、生姜、铅丹、人参、桂枝、茯苓、半夏、大黄、牡蛎、大枣组成。《伤寒论》记载："伤寒八九日，下之，胸满烦惊，小便不利，谵语，一身尽重，不可转侧者，柴胡加龙骨牡蛎汤主之。"由条文可知，该方可用于治疗伤寒误下后，邪气内陷，出现多种复杂症状的证候。诚如《伤寒论类方》所言："此乃正气虚耗，邪已入里，而复外扰三阳，故现症错杂，药亦随症施治，真神化无方者也。"笔者在临床中发现该方对于少阳不和兼有心神不宁之证具有良好的效果，故而常将该方用于治疗多种神经系统疾病如焦虑症、抑郁症、失眠症、癫痫，以及精神分裂症等精神系统疾病。若心烦失眠较重者，可加酸枣仁、夜交藤以增强安神之功；若惊恐不安明显者，可加磁石、珍珠母以加强重镇安神之力；若伴有肝郁气滞，胸胁胀痛明显者，可加青皮、香附以疏肝理气；若烦热扰心为甚者，可加栀子、淡豆豉。

柴胡加龙骨牡蛎汤合开心散加减治疗焦虑状态案

涂某，女，15 岁。2024 年 6 月 5 日初诊。

主诉：情绪焦虑 1 个月。

现病史：患者 1 个月前因面临中考，压力大，出现乏力、困倦思睡、焦虑，偶有烦躁，严重影响日常生活，遂来就诊。刻下症：乏力，困倦思睡，心情焦虑，易烦躁，眠差，难以入睡，大便偏干，2～3 日一行，小便调，舌质暗，苔白略厚，脉弦。

中医诊断：郁证（肝郁化火，心神不宁）。

西医诊断：焦虑状态。

中医治法：疏肝泻火，宁心安神。

处方：柴胡 15g，黄芩 10g，姜半夏 30g（先煎），薏苡仁 30g，煅龙骨 30g（先煎），煅牡蛎 30g（先煎），酒大黄 5g，党参 10g，茯苓 15g，远志 10g，石菖蒲 10g，合欢花 30g，玫瑰花 15g，郁金 10g，淮小麦 20g，炙甘草 5g。7 剂，每日 1 剂，水煎，早、晚 2 次分服。

2024 年 6 月 12 日二诊：患者自诉口服中药后觉心情舒畅，烦躁情绪较前减少，乏力、困倦症状有所减轻，食欲好转，睡眠仍欠佳，但入睡较前容易，大便通畅，舌脉同前。上方减大黄，继服 14 剂，煎服法同前。

2024 年 6 月 19 日三诊：患者诉诸症缓解，嘱患者注意调节情绪，合理安排学习和休息时间。

【按】焦虑之态，于当今社会屡见不鲜，在青少年群体中更是因学业压力等缘由而多发。本案之患者，年仅十五，值中考之际，压力陡增，焦虑之证遂起。详析其病因病机，乃因中考压力致情志不舒，肝气郁结，久而化火，扰动心神，故而心情焦虑，易生烦躁；肝郁乘脾，脾运失健，气血生化匮乏，清阳难升，遂现乏力、困倦思睡之象；火热内结，肠道失润，致使大便偏干。观其舌质暗、苔白略厚、脉弦，皆为肝郁化火之征象。治以疏肝泻火、宁心安神之法，方择柴胡加龙骨牡蛎汤合开心散加减。开心散出自唐代孙思邈的《备急千金要方》，由人参、远志、茯苓、菖蒲组成，具有安神、益智、祛痰等功效。本案中所用方剂在此基础上进行化裁，加入柴胡加龙骨牡蛎汤诸药。柴胡力解肝郁，透散邪热；黄芩清泻少阳郁火；姜半夏降逆和胃；煅龙骨与煅牡蛎重镇安神，平抑浮越之心神；酒大黄通腑泻热，使邪有去路；党参健脾益气，扶正以助祛邪；茯苓健脾宁心，与远志、石菖蒲（即开心散中药物）交通心肾，益智安神；合欢花、玫瑰花、郁金疏肝理气解郁；淮小麦养心气益心神；炙甘草调和诸药。二诊之时，患者症状得缓，大便通畅，故而减去大黄，以防泻下过度。三诊之际，患者诸症皆消，足证中医辨证论治之效卓然。

第十二节　真武汤

《伤寒论》记载："太阳病发汗，汗出不解，其人仍发热，心下悸，头眩，身瞤动，振振欲擗地者，真武汤主之。"真武汤主要由茯苓、芍药、白术、生姜、附子（炮）组成。柯琴曾在《伤寒来苏集》中阐释："为有水气，是立真武汤本意。小便不利是病根。腹痛下利，四肢沉重疼痛，皆水气为患，因小便不利所致。然小便不利，实由坎中之无阳。坎中火用不宣，故肾家水体失职，是下焦虚寒，不能制水故也。法当壮元阳以消阴翳，逐留垢以清水源，因立此汤。"该方是中医方剂中温阳利水的经典方剂，方中白术、茯苓之甘淡，以培土而行水，附子、生姜之辛，以复阳而散邪，芍药之酸，则入阴敛液，使泛滥之水尽归大壑。临床使用该方时，在阳虚水泛的基础上，还需辨别是否有兼证。如兼有瘀血者，可表现为肢体疼痛、皮肤瘀斑等，可加活血化瘀利水之品，如泽兰、丹参等；兼有气虚者，可表现为乏力、气短等，可加补气之品，如黄芪、党参等。笔者在临床中在应用本方时常联用鸡鸣散。

真武汤合防己黄芪汤加减治疗水肿案

王某，女，51 岁。2024 年 7 月 31 日初诊。

主诉：双下肢水肿 1 月余。

现病史：患者 1 月余前无明显诱因出现双下肢水肿，以双侧脚踝为主，晨轻暮重，按之凹陷不易恢复，过度劳累后加重，伴有头晕、心慌等不适，为求中医诊治，特来我院门诊就诊。刻下症：双侧脚踝水肿，按之凹陷不易恢复，双下肢发凉，怕冷，行走时有无力感，无腰痛，纳可，大便偏稀，小便调，睡眠一般，易醒，舌质淡胖，苔白滑，脉沉细。

既往史：有高血压病史 10 年，目前口服氨氯地平片、贝那普利片控制血压，血压控制尚可。

辅助检查：肾功能四项正常（2024 年 7 月 30 日，我院）。

中医诊断：水肿（脾肾阳虚，水湿泛溢）。

西医诊断：特发性水肿。

中医治法：温阳利水，行气消肿。

处方：制附子 10g（先煎），茯苓 15g，白术 10g，白芍 10g，生姜 10g，红参 10g，黄芪 30g，防己 20g，桂枝 15g，桔梗 15g，炙甘草 15g。7 剂，每日 1 剂，水煎，早、晚 2 次分服。

2024 年 8 月 7 日二诊：服药后，患者畏寒肢冷减轻，水肿有所消退，腹胀缓解，小便量增多，大便仍稀溏，舌质淡胖，苔白滑，脉沉细。上方制附子加至 15g，加炒山药 15g，以增强温阳健脾止泻之力。7 剂，煎服法同前。

2024 年 8 月 14 日三诊：患者水肿基本消退，畏寒肢冷、腰膝酸软等症状明显改善，大便成形，舌质淡，苔白，脉沉。继服 7 剂以巩固疗效。

随访 1 个月，患者病情稳定，未再出现水肿等症状。

【按】水肿一症，病因繁杂，证型多样。本案患者年逾五十，双下肢水肿一月余，证属脾肾阳虚，水湿泛溢。观其症状，双下肢水肿以双侧脚踝为主，晨轻暮重，按之凹陷不易恢复，此乃水湿停聚之象；畏寒肢冷，行走无力，乃阳虚不能温煦；大便偏稀、舌质淡胖、苔白滑、脉沉细，皆为脾肾阳虚之征。中医以温阳利水、行气消肿之法，方选真武汤合防己黄芪汤加减。方中制附子大辛大热，温肾助阳，化气行水，为君药；茯苓、白术健脾利水，与附子配伍，温阳利水之功更强；白芍敛阴和营，可防附子之燥热伤阴；生姜温散水湿；红参、黄芪补气健脾，增强运化之力；防己利水消肿；桂枝温通阳气，助阳化气；桔梗开宣肺气，通调水道；炙甘草调和诸药。全方共奏温阳利水、行气消肿之效。二诊时，患者畏寒肢冷减轻、水肿消退、腹胀缓解、小便量增多，表明初诊之方已初见成效。然大便仍稀溏，故增加制附子用量以增强温阳之力，并加炒山药健脾止泻，使温阳健脾之功更著。三诊时，患者水肿基本消退，畏寒肢冷、腰膝酸软等症状明显改善，大便成形，病情好转。此时继续服药巩固疗效，以固护脾肾阳气，防止病情反复。

第十三节　当归芍药散

《金匮要略·妇人妊娠病脉证并治》记载："妇人怀娠，腹中㽼痛，当归芍药散主之。"当归芍药散由当归、芍药、川芎、茯苓、白术、泽泻组成。该方在妇科应用广泛，不仅可以治疗妇人妊娠腹痛，还可用于妇女月经不调、痛经、闭经等。因肝藏血，主疏泄，若肝血不足或肝气不舒，则会影响月经的正常周期和经量，当归芍药散通过养血调肝，使气血调和，月经恢复正常。对于经行腹痛，该方能缓解疼痛；对于闭经，也能在一定程度上改善因气血不畅、水湿阻滞导致者。临床应用当归芍药散的关键在于抓住肝郁脾虚、气血水失调的病机，主要辨证要点包括腹痛或腹部不适、面色萎黄或苍白、头晕、心悸、纳差、便溏或大便不爽、舌淡苔白腻或微黄、脉弦细或濡细等。若腹痛较甚，可加延胡索、香附以增强止痛之力；若水肿明显，可加大茯苓、泽泻的用量；若月经量少、闭经，可加桃仁、红花以活血化瘀；若脾虚纳差明显，可加党参、山药以健脾益气。

当归芍药散合四妙丸加减治疗盆腔积液案

张某，女，35岁。2023年4月8日初诊。

主诉：下腹部坠胀疼痛半年，加重1个月。

现病史：患者自诉半年前因胎停育行清宫术后开始出现下腹部坠胀疼痛，伴有腰骶部酸痛，白带增多，色黄质稠，有异味。在当地医院行妇科检查及B超提示盆腔积液、盆腔炎，给予抗生素等药物治疗，症状时轻时重，未能根治。平素月经不规律，周期长，经期3~4天，量少，色暗，有痛经史。最近1个月来，患者症状加重，遂来就诊。刻下症：下腹部坠胀疼痛，按之加重，腰骶部酸痛，面色萎黄，神疲乏力，口苦咽干，纳差，小便黄，大便溏薄，舌暗红，苔黄腻，脉弦滑。

中医诊断：妇人腹痛（肝郁脾虚，湿热瘀阻）。

西医诊断：盆腔炎。

中医治法：疏肝健脾，清热利湿，活血化瘀。

处方：当归15g，白芍30g，川芎30g，茯苓15g，白术15g，泽泻15g，苍术15g，黄柏15g，薏苡仁30g，牛膝30g，红藤10g，败酱草30g，香附10g，炙甘草6g。14剂，每日1剂，水煎，早、晚2次分服。

2023年4月22日二诊：服药后，患者下腹部坠胀疼痛减轻，腰骶部酸痛缓解，白带减少，口苦咽干好转，纳食增加，小便黄，大便仍溏薄，舌暗红，苔黄腻，脉弦滑。上方减黄柏，加山药15g，以增强健脾止泻之力。14剂，煎服法同前。

2023年5月6日三诊：患者下腹部坠胀疼痛基本消失，腰骶部无酸痛，白带正常，无口苦咽干，纳食可，二便调，舌淡红，苔薄白，脉弦。复查B超提示盆腔积液消失。为巩固疗效，上方加党参15g，继服7剂。

随访3个月，患者未再出现腹痛、白带异常等症状，盆腔积液未复发。

【按】本案患者因胎停育行清宫术后出现下腹部坠胀疼痛等症状，西医诊断为盆腔炎，中医辨证为妇人腹痛（肝郁脾虚，湿热瘀阻）。病因病机方面，患者行清宫术后气血受损，肝失所养，肝气郁结，木郁克土，致脾虚失运。肝郁则气血不畅，脾虚则水湿内生，加之术后余邪未尽，湿热之邪下注，与气血相搏，形成湿热瘀阻之证，故见下腹部坠胀疼痛，腰骶部酸痛，白带增多、色黄质稠、有异味，舌暗红、苔黄腻、脉弦滑等症状。同时，肝郁脾虚又表现为面色萎黄、神疲乏力、纳差、大便溏薄等。月经不规律、量少色暗、痛经史也与肝郁脾虚、气血瘀滞有关。治疗以疏肝健脾、清热利湿、活血化瘀为法，方用当归芍药散合四妙丸加减。当归芍药散中当归、白芍、川芎养血调肝，茯苓、白术、泽泻健脾利湿。四妙丸（苍术、黄柏、薏苡仁、牛膝）清热利湿。红藤清热解毒、活血止痛，败酱草清热解毒、消痈排脓、祛瘀止痛，香附疏肝理气、调经止痛。炙甘草调和诸药。全方既针对肝郁脾虚之本，又清利湿热、活血化瘀以治其标。二诊时，患者症状减轻，因大便仍溏薄，减黄柏以防苦寒伤脾，加山药增强健脾止泻之力。三诊时，患者诸症基本消失，盆腔积液消失，为巩固疗效，加党参健脾益气。本案诸药合用，共奏疏肝健脾、清热利湿、活血化瘀之功，使肝郁得解，脾虚得健，湿热得清，瘀血得化，盆腔积液自消。

第十四节　当归四逆汤

《伤寒论》记载："手足厥寒，脉细欲绝者，当归四逆汤主之。"当归四逆汤由当归、桂枝、芍药、细辛、甘草、通草、大枣组成，具有温经散寒、养血通脉之功，是中医治疗寒凝经脉的经典方剂。临床运用当归四逆汤的关键在于抓住血虚寒厥的病机。其辨证要点为手足厥寒，脉细欲绝，或伴有肢体疼痛、麻木，舌淡苔白等。加减变化：若寒邪较重，可加吴茱萸、生姜以增强温经散寒之力；若疼痛明显，可加延胡索、乳香、没药等以加强止痛效果；若用于治疗妇科疾病，如痛经，可加艾叶、香附等以暖宫调经、理气止痛。笔者在临床中使用该方治疗冻疮、雷诺病等疾病导致的四肢疼痛、麻木时，常配合芍药甘草附子汤。芍药甘草附子汤具有扶阳益阴、缓急止痛之效，与当归四逆汤相互配合，能够更好地发挥温经散寒、养血通脉、止痛缓急的作用。

当归四逆汤合芍药甘草附子汤加减治疗雷诺病案

李某，女，45 岁。2023 年 11 月 5 日初诊。

主诉：双手遇冷变白、变紫伴疼痛麻木半年。

现病史：患者半年前无明显诱因出现双手遇冷后变白、变紫，伴疼痛麻木，得温后症状可缓解，曾在多家医院就诊，诊断为雷诺病，给予西药治疗（具体药物不详），症状有所缓解，但仍反复发作，为求进一步治疗，遂来我院中医科就诊。刻下症：双手苍白、青紫伴疼痛麻木，畏寒怕冷，腰膝酸软，乏力，纳可，眠差，二便调，舌淡，苔白，脉沉细。

中医诊断：痹证（血虚寒厥）。

西医诊断：雷诺病。

中医治法：养血和血，温阳散寒。

处方：当归 15g，桂枝 15g，芍药 60g，细辛 5g，附子 15g（先煎），桑枝 15g，鸡血藤 30g，威灵仙 15g，姜黄 15g，炙甘草 5g。14 剂，每日 1 剂，水煎，早、晚 2 次分服。

2023 年 11 月 19 日二诊：服药后，患者双手疼痛麻木感减轻，遇冷变白、变紫时间缩短。予上方 14 剂，煎服法同前。

继续服药 2 周后，患者症状明显改善，畏寒怕冷、腰膝酸软等症状也有所缓解。调整方剂，去附子，加党参 15g，黄芪 30g。14 剂，以巩固疗效。

【按】本案患者为中年女性，以双手遇冷变白、变紫伴疼痛麻木半年为主诉，西医诊断为雷诺病，中医诊断为痹证之血虚寒厥证。从病因病机来看，患者素体阳虚，气血不足。阳虚则畏寒怕冷，腰膝酸软，乏力；气血不足，寒邪侵袭，凝滞经脉，气血运行不畅，故双手遇冷变白、变紫，疼痛麻木。舌淡、苔白、脉沉细均为阳虚血亏之象。治疗以当归四逆汤合芍药甘草附子汤加减。方中当归补血活血，桂枝温通经脉，芍药养血和营、缓急止痛且用量较大以增强其效，细辛温经散寒，附子温阳散寒，炙甘草调和诸药。桑枝、鸡血藤、威灵仙、姜黄四味药增强了通经活络、祛风除湿止痛之效。全方共奏温经散寒、养血通脉、通络止痛之功。二诊时，患者症状减轻，说明药已中的。服药 2 周后，因附子性热且有毒，症状改善后去之，以防温燥太过。加党参、黄芪以健脾益气，增强机体正气，巩固疗效。雷诺病在临床较为常见，且病情易反复，缠绵难愈。本案患者以血虚寒厥之证表现明显，治以当归四逆汤合芍药甘草附子汤加减，切中病机。

方中药物配伍严谨，既温经散寒以治其本，又通经活络止痛以治其标。当归四逆汤为治疗血虚寒厥之经典方剂，芍药甘草附子汤则有扶阳益阴之效，两者合用，温阳与养血兼顾，使阳气得复，阴血得充，经脉得通。加用桑枝、鸡血藤、威灵仙、姜黄等药物，进一步增强了通络止痛之效。

第十五节　麻杏甘石汤

《伤寒论》记载："发汗后，不可更行桂枝汤。汗出而喘，无大热者，可与麻黄杏仁甘草石膏汤。"此条文表明该方剂主要用于太阳病发汗后出现的邪热壅肺之证。在疾病演变过程中，当人体感受外邪，发汗不当，外邪入里化热，导致肺气失宣而出现喘证。张仲景创立此方剂为后世治疗肺热喘咳提供了经典范例。该方由麻黄、杏仁、甘草、石膏组成。麻黄在本方中的作用主要是宣肺平喘。虽然麻黄性温，但与石膏相伍，其温性被制，而主要发挥宣散肺中郁热的作用。麻黄通过其辛散之力，恢复肺气的宣发肃降功能，针对喘证起到关键的治疗作用。石膏清泻肺热，其大寒之性可以有效地清除肺中实热。石膏与麻黄配伍，一温一寒，麻黄得石膏，宣肺平喘而不助热；石膏得麻黄，清解肺热而不凉遏，体现了中医方剂配伍中的相制相成。杏仁降利肺气，与麻黄一宣一降，增强了恢复肺气正常升降功能的效果。同时，杏仁的苦降之性也有助于止咳平喘，辅助麻黄和石膏更好地治疗喘咳症状。甘草调和诸药，同时还能顾护胃气。笔者在临证治疗外感咳嗽兼有痰热明显时，常喜用本方合二陈汤化裁，麻杏甘石汤的治"表"与二陈汤的治"里"相互配合，使肺经的外邪与内生的痰热同时得到清除。从上下位置而言，麻杏甘石汤重在调节肺气的宣降，作用于上焦肺的气机，而二陈汤通过化痰祛湿，作用于肺的下部和内部，二者合用，达到上下同治的效果。

麻杏甘石汤合二陈汤加减治疗咳嗽案

尹某，男，41岁。2024年3月6日初诊。

主诉：间断性咳嗽1个月。

现病史：患者1个月前外感后出现间断性咳嗽，初起较轻，自行服用止咳药后未见明显缓解，且逐渐加重，伴咽痒，咳黄色黏痰，为求进一步中医治疗而来我院门诊。刻下症：间断性咳嗽，伴咽痒，咳黄色黏痰，质偏稠，咽干时咳嗽明显；易眩晕，伴汗出，面色无华，需行蹲位方可缓解，平均 1～2 次 / 月；自觉乏力，偶感胸闷胸痛，平素稍活动易汗出，纳眠可，大便干，2～3 日一行，舌红，苔薄黄，脉弦细。

中医诊断：咳嗽（痰热蕴肺，肺失宣降）。

西医诊断：咳嗽。

中医治法：清热化痰，宣肺止咳。

处方：麻黄 10g，杏仁 10g，石膏 30g，炙甘草 5g，陈皮 15g，茯苓 15g，桑白皮 15g，知母 15g，川贝母 15g，紫苏子 15g，五味子 15g。7 剂，每日 1 剂，水煎，早、晚 2 次分服。

2024 年 3 月 13 日二诊：服药后，患者咳嗽减轻，痰量少，质偏清稀，胸闷气喘缓解，口渴减轻，小便黄，大便偏干，较难排出，舌脉同前。上方去石膏，加瓜蒌子 15g 以润肠通便。7 剂，煎服法同前。

2024 年 3 月 20 日三诊：患者咳嗽基本消失，诸症缓解。

随访半个月，患者咳嗽未再发作，病情稳定。

【按】咳嗽一证，虽为肺系常见之疾，然临证论治需详察病机，精准施治。本案患者以间断性咳嗽 1 个月求诊。溯其病因，起于外感之后，初起咳嗽较轻，然未经妥善治疗，病势渐重。观其症状，咽痒而咳，咳黄色黏痰且质稠，咽干时咳剧，此乃痰热蕴肺之典型表现。外感之邪入里化热，灼津为痰，痰热胶结，壅滞于肺，肺失清肃，肺气上逆，发为咳嗽。热邪煎灼津液，故痰液黏稠色黄。《素问·咳论》云："五脏六腑皆令人咳，非独肺也。"此患者兼见易眩晕、汗出、面色无华、乏力、胸闷胸痛、稍动则多汗等症，结合大便干结、舌红、苔薄黄、脉弦细之象，可知痰热之邪不仅犯肺，更兼耗气伤阴，气血不畅，脏腑功能失调。眩晕、面色无华、乏力者，乃气阴不足，清窍失养，肢体失荣之征；胸闷胸痛，为痰热阻滞，气血运行不畅所致；稍动易汗出，是肺气亏虚，卫外不固；大便干结，为热邪伤津之象。治以清热化痰、宣肺止咳之法，方选麻杏甘石汤合二陈汤加减。麻杏甘石汤为治肺热喘咳之经典方剂。方中麻黄辛温，宣肺平喘，开腠理以散邪；石膏辛寒，清泻肺胃之热。二者相伍，一温一寒，辛凉宣泄，清肺平喘。杏仁苦降，助麻黄止咳平喘，与石膏相伍，清肃肺气。炙甘草调和诸药，且能益气和中。二陈汤为燥湿化痰之基础方,其中陈皮理气健脾,燥湿化痰,使气顺则痰降;茯苓健脾渗湿,湿去则痰无由生。二者合用,增强化痰之力。另加桑白皮泻肺平喘,利水消肿,专清肺中痰热;知母清热泻火,滋阴润燥,既助石膏清泻肺热,又能滋阴润燥,缓解咽干之症;川贝母清热化痰,润肺止咳,针对痰热咳嗽尤佳;紫苏子降气化痰,止咳平喘,使肺气下行,痰饮得化;五味子敛肺止咳,与诸药配伍,一散一收,使肺气宣降有序,止咳而不伤正。全方共奏清热化痰、宣肺止咳之功,使肺中痰热得清,肺气宣畅,咳嗽自止。二诊之时,患者药后症减,咳嗽减轻,痰量减少且质清稀,胸闷气喘缓解,口渴减轻,此为药证相符,痰热之邪渐退之象。然大便仍偏干难排,小便黄,此乃肺与大肠相表里,肺热下移大肠,肠中津液亏耗所致。故上方去石膏之寒凉,加瓜蒌子润肠通便,一则通腑气以助肺气肃降,二则清解肠道余热,使腑气通畅,肺气得降。至三诊之时,患者咳嗽基本消失,诸症缓解,随访半个月,咳嗽未再发作,病情稳定。本案通过精准辨证,合理选方用药,并根据病情变化灵活加减,药到病除。

第十六节　酸枣仁汤

《金匮要略·血痹虚劳病脉证并治》记载:"虚劳虚烦不得眠,酸枣汤主之。"酸枣仁汤主要由酸枣仁、甘草、知母、茯苓、川芎组成。人寤则魂寓于目,寐则魂藏于肝,虚劳之人,肝气不荣则魂不得藏,魂不藏故不得眠,故以酸枣仁为君;然而魂既不归容,必有浊痰燥火乘间而袭其舍者,烦之所由作也,故以知母、甘草清热滋燥,茯苓、川芎行气除痰。临床运用酸枣仁汤的关键在于抓住肝血不足、虚火内扰的病机。若失眠较重,可加夜交藤、合欢皮等以增强安神助眠之力;若心烦明显,可加淡竹叶、莲子心等以清心除烦。酸枣仁的使用是该方取效的关键,生酸枣仁多用于清热,炒酸枣仁多用于安神,对于眠差又热象明显的患者,可以生酸枣仁与炒酸枣仁并用。对于酸枣仁的用量,就临床观察而言,基本30g起方能奏效。

酸枣仁汤合甘麦大枣汤加减治疗失眠伴抑郁案

邓某,女,58岁。2024年7月24日初诊。

主诉：失眠伴抑郁1年余。

现病史：患者1年余前因家庭琐事出现失眠，同时伴抑郁，甚则彻夜难眠，需药物辅助睡眠，寐后易醒，醒后难以入睡。刻下症：入睡困难，易醒，醒后难寐，乏力，情绪低落，默默不语，时欲落泪，胁肋胀闷不舒，口干口苦，烦躁易怒，纳差，大便不成形，小便黄，舌淡红，苔薄黄，边齿痕，脉弦细。

中医诊断：不寐（肝郁化火，肝血不足）。

西医诊断：睡眠障碍。

中医治法：疏肝清热，养血安神。

处方：酸枣仁30g，川芎15g，知母15g，茯苓15g，淮小麦30g，大枣3枚，白芍30g，合欢花30g，玫瑰花30g，甘草10g。14剂，每日1剂，水煎，早、晚2次分服。

2024年8月7日二诊：服药后，患者入睡困难有所改善，睡后易醒次数减少，情绪转佳，心烦易怒好转，口干口苦缓解，仍有胁肋胀闷不舒，舌脉同前。上方加香附15g，继服14剂，煎服法同前。

后随访，患者失眠伴抑郁好转，诸症缓解。

【按】本案患者邓某，年近六旬，因家庭琐事而罹失眠伴抑郁之疾，历时一载有余。其病机关键在于肝郁化火，肝血不足。肝主疏泄，情志不遂则肝郁气滞，气郁化火，故见胁肋胀闷、口干口苦、烦躁易怒；肝血不足，魂不守舍，则致失眠，且寐后易醒、醒后难寐；气血不足则乏力；肝郁乘脾，脾失健运，故而纳差、大便不成形；舌淡红、苔薄黄、边齿痕、脉弦细，皆为肝郁化火、肝血不足且兼脾虚之象。此正合《素问·调经论》所云："血有余则怒，不足则恐。"血分异常与情志变化息息相关，肝血不足则情志失于濡养而现抑郁，肝郁化火则气血逆乱而见烦躁等症。初诊以疏肝清热、养血安神为法，方中酸枣仁、川芎、知母、茯苓乃酸枣仁汤之组成，可养血安神、清热除烦，为治疗虚烦不眠之经典配伍。淮小麦、大枣、甘草取甘麦大枣汤之意，养心安神、和中缓急，以解患者情绪低落、时欲落泪等情志之苦，此亦契合《金匮要略·妇人杂病脉证并治》中"妇人脏躁，喜悲伤欲哭，象如神灵所作，数欠伸，甘麦大枣汤主之"之旨。白芍养血柔肝，助肝血之恢复；合欢花、玫瑰花疏肝解郁、理气安神，使肝郁得疏，心神得安。诸药合用，共奏疏肝清热、养血安神之功。二诊时，患者入睡困难及睡后易醒状况有所改善，情绪、心烦等症亦见好转，然胁肋胀闷仍存，故加香附以增强疏肝理气之力，使气机条畅，肝之疏泄功能恢复正常。

第十七节　半夏厚朴汤

《金匮要略·妇人杂病脉证并治》记载："妇人咽中如有炙脔，半夏厚朴汤主之。"半夏厚朴汤由半夏、厚朴、茯苓、生姜、紫苏叶组成，具有行气散结、降逆化痰之功，主要用以治疗梅核气。方中半夏祛痰，厚朴宽胸膈，紫苏叶开肺，茯苓泄湿，务令上膈气宽，湿浊下降，故而咽中出纳无阻。临床运用半夏厚朴汤的关键在于抓住痰气郁结的病机，主要辨证要点包括咽中如有异物感、胃脘痞满、咳嗽痰多、苔白腻、脉弦滑。若气郁较甚，可加柴胡、香附等以增强疏肝理气之力；若痰结较重，可加浙贝母、瓜蒌等以加强化痰散结之功。笔者在临床中发现，梅核气的发生多见于女性，且常伴情志不舒，肝气郁结之证，故而在临床使用半夏厚朴汤时常配伍小柴胡汤，自拟为"柴朴汤"。柴朴汤具有疏肝解郁、化痰行气、培土生金之功，疗效突出。

半夏厚朴汤合小柴胡汤合桔梗汤加减治疗梅核气案

张某，女，31 岁。2023 年 9 月 13 日初诊。

主诉：咽部异物感伴干咳 2 年。

现病史：患者 2 年前因工作期间与同事发生口角生气后出现咽部异物感，如异物梗阻，咳之不出，咽之不下，伴有干咳无痰、胸闷不舒、胁肋胀痛，曾在多家医院就诊，诊断为慢性咽炎，给予抗生素、清热解毒利咽等药物治疗，效果不佳。刻下症：神情焦虑，咽部异物感明显，干咳频繁，咽干，口苦，胸闷胁痛，嗳气，倦怠乏力，小腹偶有拘急感，大便每日一行，纳可，睡眠欠佳，平素凌晨 2～3 点入睡，舌质淡红，苔白腻，脉弦滑。

中医诊断：梅核气（痰气郁结）。

西医诊断：咽炎。

中医治法：行气散结，降逆化痰。

处方：法半夏 12g，厚朴 10g，茯苓 15g，生姜 10g，紫苏梗 10g，柴胡 12g，黄芩 9g，香附 15g，浙贝母 15g，薄荷 10g（后下），猫爪草 10g，冬凌草 15g，桔梗 10g，甘草 6g。14 剂，每日 1 剂，水煎，早、晚 2 次分服。

2023 年 9 月 27 日二诊：服药后，患者咽部异物感减轻，干咳次数减少，胸闷胁痛缓解，嗳气减少，睡眠好转，舌质淡红，苔白腻，脉弦滑。上方继服 7 剂。

2023 年 10 月 11 日三诊：患者咽部异物感基本消失，偶有干咳，无胸闷胁痛，嗳气消失，纳食正常，睡眠良好，舌质淡红，苔薄白，脉弦。上方去香附、浙贝母，加麦冬 15g 以滋阴润燥。继服 7 剂以巩固疗效。

随访 1 个月，患者病情稳定，未再出现咽部异物感等症状。

【按】本案患者为青年女性，因与同事生气后出现咽部异物感伴干咳等症状，西医诊断为咽炎，中医诊断为梅核气，证属痰气郁结。从病因病机来看，患者因情志不舒，肝气郁结，导致肺胃之气失和，痰气交阻于咽喉。气郁则胸闷胁痛、嗳气；肝郁化火则口苦；痰气郁结于咽喉，故咽部异物感明显、干咳频繁；神情焦虑为肝郁之象；倦怠乏力、小腹偶有拘急感为肝郁乘脾之征；舌质淡红、苔白腻、脉弦滑均为痰气郁结之象。治疗以行气散结、降逆化痰为法，方用半夏厚朴汤合小柴胡汤合桔梗汤加减。半夏厚朴汤行气散结、降逆化痰，针对痰气郁结之病机。小柴胡汤和解少阳，疏利肝胆，因患者口苦、胸闷胁痛等症提示少阳枢机不利，故用之。桔梗汤清热解毒、利咽祛痰，联用薄荷可增强利咽之效。猫爪草侧重化痰散结，冬凌草长于清热解毒、利咽消肿。二者合用，既能化解痰湿之结，又能消除咽喉部的热毒之邪，使咽喉部的气血通畅。加香附增强疏肝理气之力，浙贝母加强化痰散结之功。二诊时，患者症状减轻，说明药已中的，继服以巩固疗效。三诊时，患者咽部异物感基本消失，偶有干咳，故去香附、浙贝母，加麦冬滋阴润燥，以善其后。梅核气是临床常见病证，多因情志不遂所致。本案患者因生气后发病，痰气郁结为其主要病机。本案半夏厚朴汤、小柴胡汤、桔梗汤三方合用，既行气散结、降逆化痰以治其本，又和解少阳、清热解毒利咽以治其标。猫爪草、冬凌草为笔者治疗梅核气的经验用药，二者联用，无论是痰气交阻型还是气郁化火型梅核气，都能在一定程度上得到改善。

第二章　时方

第一节　益气聪明汤

益气聪明汤出自李东垣的《东垣试效方》："治饮食不节，劳役形体，脾胃不足，得内障耳鸣，或多年目昏暗，视物不能。此药能令目广大，久服无内外障、耳鸣耳聋之患，又令精神过倍，元气自益，身轻体健，耳目聪明。黄芪、甘草各半两，人参半两，升麻、葛根各三钱，蔓荆子一钱半，芍药一钱，黄柏一钱（酒制，锉，炒黄）。上㕮咀，每服秤三钱，水二盏，煎至一盏，去滓，热服，临卧，近五更再煎服之，得睡更妙。如烦闷或有热，渐加黄柏，春夏加之，盛暑夏月倍之。若此一味多，则不效。如脾胃虚去之，有热者少用之。如旧有热，麻木，或热上壅头目，三两服之后，其热皆除。治老人腰以下沉重疼痛如神。此药久服，令人上重，乃有精神，两足轻浮，不知高下。若如此，空心服之，或少加黄柏，轻浮自减。若治倒睫，去黄柏、芍药及忌烟火酸物。"《张氏医通》记载，益气聪明汤"治气虚目暗生翳，耳聋耳鸣"。细观益气聪明汤原文及后学之注释可知，此汤主要用于治疗脾胃气虚、清阳下陷所致之目障、耳鸣耳聋等症。笔者临床运用该方治疗耳鸣，收效甚佳。对于耳鸣明显且久治不愈者，常加用蝉蜕、楮实子。其一，脾胃气虚日久，肝木失制，易化火生热。蝉蜕味甘、性寒，具疏散风热、清泻肝火、明目退翳之功。且蝉蜕入肝经，可清肝热。肝热得清，则耳鸣可缓。其二，肾开窍于耳，久治不愈之耳鸣患者常伴有肾虚。楮实子味甘、性寒，归肝、肾经，有滋肾清肝、明目之效。

益气聪明汤加减治疗耳鸣案

李某，男，47岁。2024年7月17日初诊。

主诉：耳鸣反复发作3年余，加重1周。

现病史：患者3年余前无明显诱因出现耳鸣，如蝉鸣声，时轻时重，声音时大时小，劳累后加重，休息后稍有缓解，未予重视，自行购买一些营养神经的药物（具体不详）口服，症状未见明显改善。近1周患者因工作繁忙，经常加班熬夜，耳鸣症状明显加重，鸣声持续不断，严重影响睡眠和日常工作，遂前来就诊。刻下症：耳鸣，声如蝉鸣，头晕，神疲乏力，腰膝酸软，视物模糊，纳差，眠一般，大便溏薄，小便调，舌质红，苔薄黄，脉弱。

中医诊断：耳鸣（清阳不升）。

西医诊断：耳鸣。

中医治法：益气升阳，聪耳明目。

处方：黄芪30g，人参10g，炙甘草6g，蔓荆子10g，葛根30g，黄柏9g，白芍15g，升麻15g，蝉蜕10g，楮实子10g。14剂，每日1剂，水煎，早、晚2次分服。

2024年7月31日二诊：患者诉耳鸣症状较前减轻，鸣声间歇出现，头晕、神疲乏力等症状也有所改善，食欲稍增，大便仍稍溏薄，腰膝酸软，舌淡红，苔薄白，脉细弱。上方加巴戟天20g，继服14剂，煎服法同前。

2024年8月14日三诊：患者诉耳鸣较前明显缓解，疲倦乏力等症基本消失，嘱其服用补中益气丸联合六味地黄丸以巩固疗效。

【按】患者以耳鸣3年余为主诉，故中医诊断为"耳鸣"。患者平素劳累后耳鸣加重，且伴有头晕、神疲乏力、腰膝酸软、纳差、大便溏薄等症状，这表明患者存在脾胃气虚、肝肾不足的本虚之证。脾胃为后天之本，气血生化之源。脾胃气虚则气血生化不足，清阳不能上升头目，耳窍失于濡养，发为耳鸣。肾藏精，主骨生髓，开窍于耳，肝肾同源，肝肾不足则髓海空虚，耳窍失养，也是耳鸣的重要原因。患者近期因工作繁忙、加班熬夜而使耳鸣加重，这是由于劳倦过度耗伤正气，进一步加重了清阳不升的状态，属于标实之证。治法当为益气升阳、聪耳明目。通过补益脾胃之气，升举阳气，使清气能够上达头目，濡养耳窍，从而改善耳鸣症状。同时，兼顾滋补肝肾，以充实下元，增强耳窍的滋养。方以益气聪明汤加减。益气聪明汤出自《东垣先生试效方》。李东垣曰："医不理脾胃及养血安神，治标不治本，是不明理也。"方中黄芪用量达30g，味甘、性微温，为补气之要药，能补脾肺气，升阳举陷，为君药。人参大补元气，补脾益肺，与黄芪相伍，增强补气之力，为臣药。葛根、升麻、蔓荆子能入阳明，鼓舞胃气上行头目，以改善耳鸣、头晕等症状。蝉蜕疏散风热，利咽开音，其轻清升散之性可直达病所，对耳鸣有较好的改善作用。肾开窍于耳，肝胆之络附耳，患者久病夹杂肝肾亏虚，故以白芍、黄柏、楮实子合用滋肾益阴、清肝明目。甘草和缓以和脾胃，调和诸药。中气既足，清阳上升，肝肾得滋，则九窍通利，耳聪而目明矣。

第二节　血府逐瘀汤

血府逐瘀汤，乃清代王清任所著《医林改错》之经典方剂，书中记载其"治胸中血府血瘀之症"，病症繁多，包括头痛、胸痛、胸不任物、胸任重物、天亮出汗、食自胸右下、心里热、瞀闷、急躁、夜睡梦多、呃逆、饮水即呛、不眠、小儿夜啼、心跳心忙、夜不安、肝气病、干呕、晚发一阵热共计 19 个病症。其方为："当归三钱，生地三钱，桃仁四钱，红花三钱，枳壳二钱，赤芍二钱，柴胡一钱，甘草一钱，桔梗一钱半，川芎一钱半，牛膝三钱。"《医林改错》虽记载了诸多活血化瘀之方剂，然血府逐瘀汤堪称经典。笔者临证运用该方之际，深切体悟到其治疗范畴绝非局限于瘀血证，其作用部位亦不拘泥于"血府"。此方剂既能精准去除瘀血之患，又可巧妙调节气血，进而恢复脏腑之正常功能，深蕴"疏其血气，令其调达，而致和平"之深刻意涵。在临床实践中，对于瘀血所致之失眠、头痛、健忘、胸痛及妇科等气血不调之病证，该方皆具有良好之治疗效用。临证之时，可依据瘀血之程度，审慎调整桃仁、红花之用量。倘若瘀血程度更为严重，则需加用虫类药物，以增强化瘀通络之力。

血府逐瘀汤加减治疗失眠噩梦案

汪某，女，40 岁。2024 年 3 月 27 日初诊。

主诉：眠差 3 月余。

现病史：患者 3 月余来因工作压力大，经常加班熬夜，逐渐出现入睡困难，睡后易醒，且每晚都会做噩梦，梦境多为工作中的场景，如被领导批评、项目失败等，多次惊醒，醒后感觉心慌，口干，手心出汗，难以再次入睡。白天则头晕乏力，心烦易怒，记忆力减退，严重影响工作和生活。患者曾自行尝试服用一些安神补脑的保健品，但效果不佳，遂前来就诊。刻下症：失眠，入睡较为困难，经常被噩梦惊醒，醒后心慌气短、汗出，且难以再次入睡，白天精神困倦，头晕乏力，腹胀，纳差，便秘，3～4日一行，干结难下，严重时需用开塞露缓解，小便黄，舌暗红，舌体瘦薄，少苔，舌底有瘀斑，脉弦涩。

中医诊断：不寐（瘀血阻滞）。

西医诊断：失眠。

中医治法：活血化瘀。

处方：桃仁 15g，红花 15g，当归 15g，生地黄 15g，川芎 30g，赤芍 15g，怀牛膝 15g，桔梗 15g，柴胡 15g，枳壳 15g，生大黄 5g，炙甘草 5g。14 剂，每日 1 剂，水煎，早、晚 2 次分服。

2024 年 4 月 10 日二诊：患者诉入睡困难稍有改善，仍会做噩梦，但频率有所减少，白天头晕乏力症状也略有减轻，大便通畅，舌暗红，少苔，脉弦涩。上方加龙骨 30g（先煎）、磁石 30g（先煎）。14 剂，煎服法同前。

2024 年 4 月 24 日三诊：患者诉睡眠较前大为改善，每晚可睡 6～7 小时，很少做噩梦，白天精神尚可，情绪较前平静，腹胀、便秘较前缓解，舌淡红，有少许瘀点，苔薄白，脉弦细。上方继服 14 剂，嘱其保持心情舒畅，适当以运动、爬山等形式缓解工作压力。

【按】此案患者之不寐，实因工作压力剧增，频繁加班熬夜，致使气血耗损，瘀血内生，脉络受阻，心神失养而发。其证典型，入睡艰难，易醒且噩梦频繁，兼见心慌汗出、头晕乏力、心烦易怒等症，舌脉亦皆呈瘀血之象，故诊断为瘀血阻滞之不寐，极为确切。血府逐瘀汤乃王清任所创制之名方，其立方主旨在于活血化瘀、行气止痛。以此方加减治疗此例不寐，充分彰显了中医异病同治之理。患者虽以失眠为主诉，然其病机核心为瘀血阻滞，故而以活血化瘀之法贯穿始终。在用药特色方面，方中以桃仁、红花为君药，活血化瘀，药力峻猛，直捣瘀血之巢穴；当归、生地黄、川芎、赤芍为辅，养血活血，既增强活血化瘀之效，又可防活血太过而伤正，充分体现了攻补兼施之理念。怀牛膝引血下行，使瘀血有出路。桔梗载药上行，开宣肺气，与枳壳、柴胡一升一降，调畅气机，气行则血行，此乃气血并调之妙法。加生大黄，通腑泻热，既解便秘之苦，又助活血化瘀之力，大黄一药两用，独具匠心。一诊药后，患者大便通畅，诸症稍有缓解，可见药已中的。二诊时，患者症状虽有改善但仍有不足，遂加龙骨、磁石先煎，以重镇安神，针对噩梦频仍之症。龙骨、磁石之重镇之力，可平抑上亢之阳，安定心神，与血府逐瘀汤原方协同，共奏活血化瘀、安神定志之功。三诊时，患者睡眠及诸症大为好转，舌脉亦趋正常，继续服药以巩固疗效。此案为临床治疗瘀血阻滞型失眠提供了良好范例。其中，大黄之用深蕴"桃核承气汤"之意，又具癫狂梦醒汤之妙用，为临床用药拓展了思路。

第三节　逍遥散

　　逍遥散出自宋代的《太平惠民和剂局方》，原书记载主治为："血虚劳倦，五心烦热，肢体疼痛，头目昏重，心烦颊赤，口燥咽干，发热盗汗，减食嗜卧，及血热相搏，月水不调，脐腹胀痛，寒热如疟。又疗室女血弱阴虚，荣卫不和，痰嗽潮热，肌体羸瘦，渐成骨蒸。"对于此方的理解，赵羽皇曾阐释："而肝木之所以郁，其说有二：一为土虚不能升木也，一为血少不能养肝也。盖肝为木气，全赖土以滋培，水以灌溉。若中土虚，则木不升而郁。阴血少，则肝不滋而枯。方用白术、茯苓者，助土德以升木也。当归、芍药者，益荣血以养肝也。薄荷解热，甘草和中。独柴胡一味，一以为厥阴之报使，一以升发诸阳。经云：木郁则达之。遂其曲直之性，故名曰逍遥。"笔者在临证中常常用到逍遥散，该方具有肝脾同调、气血兼顾之效。朱丹溪谓："气血冲和，万病不生。"逍遥散通过调和肝脾，疏达气血，能够使机体推陈出新、升降有序、乘克有制、生化无穷，因此适用于多种疾病的治疗。临证时应注重辨证论治，根据患者的具体病情进行加减。如肝郁化火者，加牡丹皮、栀子、黄芩等清热泻火；脾虚湿盛者，加薏苡仁、茯苓、白术等健脾利湿；气血两虚者，加黄芪、党参、熟地黄等益气养血。

逍遥散合甘麦大枣汤加减治疗郁证案

李某，男，54岁。2024年7月24日初诊。

主诉：情绪低落、胸胁胀满3年余。

现病史：患者诉3年余前因受家人去世后出现情绪低落、胸胁胀满，就诊于某医院，诊断为抑郁症（具体不详），治疗后症状未见好转，其后辗转于多家医院就诊，未见明显缓解，现求进一步治疗，来我院就诊。刻下症：乏力，精神欠佳，昏昏欲睡，默默不语，胸胁胀满，喜叹息，平素思虑较重，易紧张，食欲不佳，眠差，多梦，易醒，小便调，大便每日2～5次，质软偏稀，舌淡红，苔黄，有裂纹，脉沉细。

中医诊断：郁证（肝郁脾虚）。

西医诊断：抑郁症。

中医治法：疏肝健脾。

处方：当归20g，白芍20g，北柴胡12g，炒白术15g，茯苓15g，薄荷6g（后下），郁金15g，石菖蒲20g，淮小麦30g，合欢花30g，大枣3枚，香附15g，甘草5g。14剂，每日1剂，水煎，早、晚2次分服。

2024年8月7日二诊：患者乏力症状较前缓解，精神转佳，胸胁胀满减轻，叹息减少，食欲较前改善，小便调，大便成形，仍眠差，多梦，易醒，舌脉同前。上方加珍珠母30g（先煎）、生龙骨30g（先煎），14剂，煎服法同前。

2024年8月21日三诊：患者诸症缓解，予逍遥丸服用1个月以巩固疗效。

【按】此案患者李某，因家人去世情志受挫，致肝气郁结，久则肝郁脾虚，发为郁证。初诊时，根据患者情绪低落、胸胁胀满、乏力、精神欠佳、昏昏欲睡、默默不语、喜叹息、食欲不佳、眠差多梦易醒等症，加之舌淡红、苔黄有裂纹、脉沉细，辨为肝郁脾虚之证，方用逍遥散加减。方中当归与白芍相配，可养血柔肝，滋养肝血，使肝体得养，肝木柔和。北柴胡疏肝解郁，条达肝气，以解肝郁之困。炒白术与茯苓健脾益气，促进脾之运化功能，使气血生化有源，以补脾虚之损。薄荷后下，疏散郁遏之气，助柴胡疏肝之力。郁金与石菖蒲行气解郁开窍，可解肝郁气滞所致之胸胁胀满，又能开启心窍，缓解患者思虑过重之症。淮小麦、大枣、甘草组成甘麦大枣汤，具有养心安神、和中缓急之效，针对患者眠差多梦易醒之症。合欢花解郁安神，可舒缓患者的情绪，改善睡眠，联用香附，增强解郁之效。全方共奏疏肝解郁、健脾养血、安神开窍之功。二诊时，患者乏力缓解，精神转佳，胸胁胀满减轻，食欲改善，大便成形，表明肝郁脾虚之象有所好转。但患者仍眠差多梦易醒，故加珍珠母、生龙骨重镇安神。三诊时，患者诸症缓解，以逍遥丸巩固疗效，取其疏肝健脾之功，缓缓调理，以善其后。逍遥散作为疏肝解郁的经典方剂，在此案中不仅发挥了其疏肝健脾的基本功效，更通过与甘麦大枣汤、菖蒲、郁金、合欢花、香附等药物的巧妙组合，拓展了其治疗郁证的范围。一方面，针对肝郁脾虚的核心病机，以逍遥散为基础，调理肝脾功能，恢复气血的正常运行；另一方面，加入养心安神、开窍解郁之品，兼顾患者的睡眠障碍和情绪问题，体现了整体观念和辨证论治的思想。

第四节　独活寄生汤

独活寄生汤，源出唐代孙思邈之《备急千金要方》。原书对此方有详细记载："治腰背痛，独活寄生汤。夫腰背痛者，皆由肾气虚弱，卧冷湿地，当风所得也。不时速治，喜流入脚膝，致为偏枯冷痹缓弱疼重，或腰痛挛脚重痹，宜急服此方。"该方由独活、桑寄生、杜仲、牛膝、细辛、秦艽、茯苓、肉桂、防风、川芎、人参、甘草、当归、芍药、生地黄诸药组成。此乃临床治疗风湿痹痛之常用方剂，具有祛风湿、止痹痛、益肝肾、补气血之卓越功效。《成方便读》对该方有深刻认识："治肝肾两虚，风湿内攻，腰膝作痛，冷痹无力，屈伸不仁等证。此亦肝肾虚而三气乘袭也。"笔者临证常用该方治疗类风湿关节炎、腰椎间盘突出症、坐骨神经痛等多种疾病，尤其对于以肾虚为主要表现者，常能收到较佳效果。在应用本方之时，需根据具体病情进行灵活加减。若寒邪偏重者，可加制川乌、制草乌，以增强温经散寒之力；湿邪重者，可加苍术、薏苡仁，以发挥健脾祛湿之功效；瘀血偏重者，可加桃仁、红花，以达活血化瘀之目的；气虚为甚者，可加黄芪，以实现益气健脾之作用。

独活寄生汤合活络效灵丹加减治疗腰痛伴下肢麻木案

邓某，女，41岁。2024年4月24日初诊。

主诉：腰痛伴肢体麻木 2 年余。

现病史：患者 2 年余前因涉水受寒后开始出现腰痛，伴腰部酸重，活动稍受限，伴有下肢麻木，曾行头部核磁检查未见明显异常，颈部核磁提示颈椎增生，腰部核磁提示腰椎间盘突出。劳累、久坐、阴天则腰痛加重，为求进一步中医诊治，特来我院门诊就诊。刻下症：腰痛，遇寒加重，得温则舒，活动稍受限，肢体麻木，腰膝酸软，乏力，怕冷，纳一般，眠差，易醒，醒后难以入睡，大便不成形，每日 1～2 次，小便调，舌淡胖，苔薄白，边有齿痕，脉沉细。

中医诊断：腰痛（肝肾亏虚，寒湿痹阻）。

西医诊断：腰椎间盘突出症。

中医治法：补益肝肾，散寒除湿，通络止痛。

处方：独活 15g，桑寄生 30g，防风 30g，细辛 5g，秦艽 15g，白芍 30g，熟地黄 15g，茯苓 15g，牛膝 15g，杜仲 15g，党参 15g，当归 15g，乳香 10g，没药 10g，丹参 15g，威灵仙 15g，炙甘草 5g。14 剂，每日 1 剂，水煎，早、晚 2 次分服。

2024 年 5 月 8 日二诊：患者诉口服中药后腰痛较前明显好转，肢体麻木程度减轻，乏力、怕冷、腰膝酸软及大便不成形均较前改善，睡眠仍不佳，舌脉同前。上方加首乌藤 30g，14 剂，煎服法同前。

2024 年 5 月 22 日三诊：患者诉腰痛、肢体麻木等较前显著缓解，精神状态转佳，嘱其适当活动腰部，避免过度劳累及腰部受寒。

【按】本案患者因涉水受寒，寒湿之邪侵袭腰部，久则致肝肾亏虚，风湿痹阻，发为腰痛伴肢体麻木之症。初诊时，患者腰痛，遇寒加重，得温则舒，活动受限，肢体麻木，腰膝酸软，乏力，怕冷，眠差易醒，大便不成形，舌淡胖，苔薄白，边有齿痕，脉沉细，皆为肝肾亏虚、寒湿痹阻之象。方用独活寄生汤合活络效灵丹加减。其中独活寄生汤补益肝肾，散寒除湿，通络止痛。方中独活、桑寄生、杜仲、牛膝补肝肾，强筋骨；防风、细辛、秦艽祛风除湿；白芍、熟地黄、当归养血和血；茯苓、党参健脾益气；炙甘草调和诸药。加用活络效灵丹（当归、乳香、没药、丹参）以增强活血通络止痛之效。再加威灵仙祛风通络，其性善走，通行十二经络，对风湿痹痛、肢体麻木有良效。二诊之时，患者诸症有所改善，唯睡眠不佳，故添加首乌藤，其既能养血安神，又兼具活血通络之功用。三诊之际，患者腰痛、肢体麻木等症状显著缓解，精神状态转佳。此案充分彰显了中医辨证论治之精准性。针对肝肾亏虚、风湿痹阻之证，采用补益肝肾、祛风除湿、活血通络之法，且将独活寄生汤与活络效灵丹联合运用，二者相得益彰，攻补兼施，故而患者病情得以痊愈。

第五节　八正散

八正散出自《太平惠民和剂局方》，其可"治大人、小儿心经邪热，一切蕴毒，咽干口燥，大渴引饮，心忪面热，烦躁不宁，目赤睛疼，唇焦鼻衄，口舌生疮，咽喉肿痛。又治小便赤涩，或癃闭不通，及热淋、血淋，并宜服之"。八正散由车前子、瞿麦、萹蓄、滑石、栀子、炙甘草、木通、大黄、灯心草组成，具有清热泻火、利水通淋之功，是临床常用的清热利湿方剂。笔者临证时常用该方治疗湿热下注所致的多种病证。在淋证方面，无论是热淋、石淋还是血淋，八正散都能发挥重要作用，对于尿频、尿急、尿痛、小便短赤、淋沥不畅等症状可迅速缓解。在现代临床中，该方可用于泌尿系统感染、泌尿系统结石、前列腺炎等疾病的治疗。临证加减：热重者可加黄柏、知母等，以加强清热之力；血淋可加小蓟、白茅根等凉血止血；石淋可加金钱草、海金沙等促进排石。需要指出的是，由于本方苦寒清热，应中病即止，避免过用苦寒之品伐伤正气。

八正散加减治疗泌尿系统感染案

张某，男，56岁。2024年3月6日初诊。

主诉：尿急2年，加重伴尿道灼热疼痛2个月。

现病史：患者于2年前无明显诱因出现尿急，无尿频、尿痛、排尿困难，外院行B超检查示"前列腺增大伴回声欠均匀，膀胱残余尿量约78mL"，予灵泽片、甲磺酸多沙唑嗪缓释片，排尿困难稍有缓解。2个月前患者尿急较前加重，并伴有尿道灼热疼痛，为求进一步中医诊治，特来我院门诊就诊。刻下症：小便急，小便时伴有尿道灼热疼痛，颜色偏黄，无尿频，偶有排尿困难，纳可，眠一般，夜间小便3～4次，大便调，舌淡红，苔黄腻，脉滑数。

中医诊断：淋证（湿热下注）。

西医诊断：下尿路感染。

中医治法：清热利湿通淋。

处方：木通 10g，车前子 15g（包煎），萹蓄 15g，酒大黄 5g，滑石 30g（包煎），猪苓 15g，川楝子 10g，土茯苓 15g，路路通 15g，蒲公英 20g，甘草 5g。14 剂，每日 1 剂，水煎，早、晚 2 次分服。

2024 年 3 月 20 日二诊：患者诉口服中药后尿急症状明显改善，尿道灼热感较前减轻，舌淡红，苔黄腻，脉滑数。上方减大黄，继服 7 剂，以巩固疗效。

2024 年 3 月 27 日三诊：患者诉尿急、尿道灼热等症状基本消失。

【按】此案患者张某，年逾五旬，初起尿急 2 年，后加重伴尿道灼热疼痛，乃湿热之邪下注膀胱所致。观其舌淡红、苔黄腻，诊之脉滑数，确为淋证之湿热下注证无疑。《素问·至真要大论》有云："热淫于内，治以咸寒，佐以甘苦……"初诊以八正散加减治之，甚为恰当。八正散为清热利湿通淋之经典方剂。方中木通、车前子、萹蓄清热利水通淋，使湿热之邪从小便而去。酒大黄泻热通便，导热下行。《神农本草经》言大黄"主下瘀血，血闭，寒热，破癥瘕积聚，留饮宿食，荡涤肠胃，推陈致新，通利水谷，调中化食，安和五脏"，在此用其通腑泻热，使邪有出路。滑石清热利湿，滑利水道。加猪苓以增强利水渗湿之效，兼顾利水伤阴之虞；川楝子行气止痛，缓解尿道疼痛；土茯苓、蒲公英清热解毒，加强清热利湿之力；路路通利尿通经；甘草调和诸药。全方共奏清热利湿通淋之功。二诊时，患者尿急症状明显改善，尿道灼热感减轻，说明药已中的。因大黄苦寒易伤正气，且症状已有缓解，故减去大黄，继服以巩固疗效。本案通过灵活运用八正散加味，清热利湿与解毒行气并用，随症加减，标本兼治，中病即止，故而取效显著。

第六节　龙胆泻肝汤

龙胆泻肝汤，《医方集解》记载："此足厥阴、少阳药也。龙胆泻厥阴之热肝，柴胡平少阳之热胆，黄芩、栀子清肺与三焦之热以佐之。泽泻泻肾经之湿，木通、车前泻小肠、膀胱之湿以佐之。然皆苦寒下泻之药，故用归、地以养血而补肝，用甘草以缓中而不伤肠胃，为臣使也。"龙胆泻肝汤具有清泻肝胆实火、清利肝经湿热的功效，主治肝胆实火上炎和肝经湿热下注之证。正如《成方便读》所述："治肝胆湿火炽盛，胁痛耳聋，或筋痿阴汗，以及阴肿阴痛，淋浊溲血等证。"笔者于临证初期对该方的认识正如方名一样——以"泻肝"为主，但随着认识的加深和应用的广泛，进一步丰富了对该方的理解。古人治病，泻邪必兼顾正，否则邪去正伤，恐犯药过病所之弊，龙胆泻肝汤实为泻肝与补肝同施之方。方中当归、生地黄补血以养肝。盖肝为藏血之脏，补血即所以补肝也。在泻肝之剂，反佐补肝之药，寓有战胜抚绥之深义。然而在临床应用此方时，不可盲目大胆长期应用。虽其对实证为主之疾病有良效，但仍需根据患者具体病情，谨慎辨证论治，随症加减。

龙胆泻肝汤合通气散加减治疗耳鸣案

郭某，男，41 岁。2024 年 7 月 24 日初诊。

主诉：耳鸣发作 1 周。

现病史：患者 1 周前因琐事与路人发生争执后出现耳鸣，鸣声如潮，隆隆作响，同时伴有耳内胀痛，听力稍有下降。发病后患者情绪烦躁，口苦咽干，大便干结，小便黄赤。患者自述工作压力较大，平素性格急躁，经常熬夜，饮食多辛辣油腻。为求进一步中医治疗，特来我院就诊。刻下症：耳鸣，自觉耳中隆隆作响，耳内胀痛，听外界声音不甚明显，口苦，咽干，两胁胀痛不适，纳一般，眠可，腹部胀满不适，自觉有气不能排出，大便稍干，小便黄赤，舌红，苔黄腻，脉弦滑数。

中医诊断：耳鸣（肝胆湿热，火热上炎）。

西医诊断：耳鸣。

中医治法：清肝泻火，利湿通窍。

处方：龙胆 15g，栀子 15g，黄芩 15g，北柴胡 15g，生地黄 20g，盐车前子 20g（包煎），泽泻 20g，川木通 10g，夏枯草 15g，当归 15g，川芎 15g，香附 12g，蝉蜕 10g，炙甘草 10g。14 剂，每日 1 剂，水煎，早、晚 2 次分服。

2024 年 8 月 7 日二诊：患者诉耳中隆隆声较前相比稍有减轻，可听到的声音较前明显，仍有口苦、咽干。上方加白芍 30g，14 剂，煎服法同前。

2024 年 8 月 21 日三诊：患者诉耳鸣症状基本消失，可明显听清外部声音，诸症较前均有好转。

【按】耳鸣是一种常见的临床症状，可由多种原因引起。此案中患者因琐事争执后出现耳鸣，结合其口苦咽干、大便干结、小便黄赤、舌红、苔黄腻、脉弦滑数等表现，中医诊断为耳鸣（肝胆湿热，火热上炎）。患者平素性格急躁，工作压力大，经常熬夜且饮食辛辣油腻，致肝胆火旺，湿热内生，火热上炎，循经上扰耳窍，发为耳鸣。肝主疏泄，性喜条达而恶抑郁，若情志不遂，肝气郁结，郁久化火，或暴怒伤肝，肝火上炎，均可导致耳鸣。方用龙胆泻肝汤合通气散加减治疗，切中病机。龙胆泻肝汤具有清泻肝胆实火、清利肝经湿热的功效。龙胆、栀子、黄芩清肝泻火；北柴胡疏肝解郁；生地黄清热凉血滋阴，以防苦寒之药伤阴；盐车前子、泽泻、川木通清热利湿，引湿热从小便而去；当归、川芎养血活血，使祛邪而不伤正；炙甘草调和诸药。通气散（川芎、香附、柴胡）可疏肝理气，通利耳窍。《医林改错》中记载通气散："治耳聋不闻雷声。余三十岁立此方。"加夏枯草清肝泻火散结，蝉蜕疏散风热、清利头目。二诊时患者耳中隆隆声减轻，听力改善，但仍有口苦咽干，故加白芍以养血柔肝，增强滋阴清热之力。此案运用龙胆泻肝汤合通气散治验耳鸣，得益于对方药的认识与灵活运用，传承经典方剂，任重道远。

第七节　补阳还五汤

补阳还五汤，出自清代王清任所著之《医林改错》。原书对此方有详细记载："此方治半身不遂，口眼歪斜，语言謇涩，口角流涎，大便干燥，小便频数，遗尿不禁。"此方剂乃王清任之著名创制，其功效显著，兼具补气、活血、通络之功用。补阳还五汤由黄芪、当归尾、赤芍、地龙、川芎、红花、桃仁组成。其主要针对中风之气虚血瘀证而设，患者常见半身不遂、口眼歪斜、语言謇涩、口角流涎、小便频数或遗尿失禁等症状，舌多暗淡、苔白，脉缓而无力。此证乃因气虚无力推动血液运行，致瘀血阻滞经络，从而引发诸症。方中以大剂量黄芪为君药，用至四两之多，充分体现了王清任以气虚为本、瘀血为标之认识。黄芪大补元气，使气旺则血行，瘀去络通，为全方奠定了补气以促血行之基调。当归尾活血通络而不伤血，为臣药，与黄芪配伍，相得益彰，增强补气活血之力。赤芍、川芎、桃仁、红花协同当归尾，共同发挥活血祛瘀之效，以除经络中之瘀血。地龙通经活络，其性善走，犹如灵动之使者，在全方中起到引药周行全身、行药力之作用，为佐药。补阳还五汤虽为中风所设，然其临床应用范围甚广，于临证之中常可用于多种疾病的治疗。如气虚血瘀所致之头痛，因气虚不能上荣于头，瘀血阻滞脉络，发为疼痛，补阳还五汤可补气行血，通利脉络而止痛；眩晕者，多为气血亏虚，不能濡养清窍，兼瘀血内阻，清窍失养更甚，用此方补气活血，可使清窍得养而眩晕自止；失眠若因气血不足，心神失养，兼瘀血扰神，补阳还五汤可益气养血安神，化瘀通络而助眠；胸痹者，气虚无力推动血液运行，心脉瘀阻，发为胸闷、胸痛，此方补气活血，通脉止痛，疗效显著；腰痛因气虚血瘀，经络不通，补阳还五汤可使气旺血行，经络通畅而腰痛得解。

在使用本方时，需格外注意药物用量之合理掌握。王清任立方之初，深刻认识到中风之发生机制，以气虚为本，瘀血为标，故重用黄芪以补气，同时配以适量化瘀之品。临证之时，应根据患者具体病情，准确辨证，灵活调整药物用量。若气虚甚者，可适当增加黄芪用量，以增强补气之力；若瘀血较重，可加大活血药物之剂量，或加入其他活血化瘀之品。但需注意，不可盲目增减药量，以免影响方剂之整体疗效。只有合理掌握药物用量，方能充分发挥补阳还五汤之优势，达到良好的治疗效果。

补阳还五汤合半夏白术天麻汤加减治疗中风案

孙某，男，41岁。2024年7月17日初诊。

主诉：右侧脸颊麻木、跳动4个月。

现病史：患者4个月前无明显诱因出现右侧脸颊麻木、跳动，于外院行颈部、头部CTA（CT血管造影）检查：头颈动脉粥样硬化，左大脑中动脉M1段管腔完全闭塞，右大脑中动脉M1段管腔重度狭窄，M2段管腔中度狭窄，双侧后交通动脉缺如。为求进一步中医治疗，特来我院门诊就诊。刻下症：右侧脸颊麻木、跳动，无头晕头痛，乏力，腿软，纳可，眠一般，梦多，二便调，舌暗红，有瘀斑，苔厚腻，脉弦涩，舌下络脉迁曲。

中医诊断：中风（气虚血瘀，痰湿阻滞）。

西医诊断：脑梗死。

中医治法：益气活血，化痰祛湿。

处方：黄芪45g，桃仁15g，红花15g，当归15g，白芍30g，赤芍15g，川芎30g，法半夏15g，茯苓20g，天麻30g，地龙15g，蜈蚣2g，全蝎10g，甘草5g。14剂，每日1剂，水煎，早、晚2次分服。

2024年8月2日二诊：患者乏力、腿软缓解，右侧脸颊麻木、跳动较前改善，未诉其他特殊不适，纳可，眠一般，多梦，二便调，舌暗红，有瘀斑，苔薄白，脉弦涩，舌下络脉迁曲。上方继服14剂。

2024年8月17日三诊：患者诉诸症较前缓解。

【按】此案患者之中风，乃因气虚血瘀兼痰湿阻滞所致。患者头颈动脉粥样硬化，大脑中动脉管腔狭窄及闭塞，气血运行不畅，瘀血内生，又兼痰湿阻滞，脉络不通，故见右侧脸颊麻木、跳动。乏力、腿软为气虚之象；舌暗红、有瘀斑、舌下络脉迁曲、脉弦涩，皆为瘀血之征；苔厚腻则为痰湿之候。以补阳还五汤合半夏白术天麻汤加减治之，方证合拍。补阳还五汤补气活血通络，方中重用黄芪大补元气，使气旺以促血行，瘀去络通；桃仁、红花、当归、白芍、赤芍、川芎活血化瘀；地龙通经活络。半夏白术天麻汤化痰祛湿、健脾和胃，其中法半夏燥湿化痰，茯苓健脾渗湿，天麻平肝息风，甘草调和诸药。加蜈蚣、全蝎搜风通络，其性走窜，可增强全方通络之效。二诊时，患者乏力、腿软缓解，右侧脸颊麻木、跳动改善，苔由厚腻转为薄白，说明治疗有效，痰湿渐去，故继服原方。

第八节　归脾汤

归脾汤最早出自南宋严用和之《济生方》，书中有载："治思虑过度，劳伤心脾，健忘怔忡。"该方由白术、茯神、黄芪、龙眼肉、炒酸枣仁、人参、木香、炙甘草组成。明代薛己在编录《内科摘要》之际，添入当归与远志，旨在强化养血宁神之功效，此方剂组成沿用至今。

对于本方之理解,《古今名医方论》中记载:"罗东逸曰:方中龙眼、枣仁、当归,所以补心也;参、芪、术、苓、草,所以补脾也。立斋加入远志,又以肾药之通乎心者补之,是两经兼肾合治矣。而特名归脾,何也?夫心藏神,其用为思;脾藏智,其出为意。是神智思意,火土合德者也。心以经营之久而伤,脾以意虑之郁而伤,则母病必传诸子,子又能令母虚,所必然也。其症则怔忡、怵惕、烦躁之征见于心;饮食倦怠,不能运思,手足无力,耳目昏眊之症见于脾。故脾阳苟不运,心肾必不交。彼黄婆者若不为之媒合,则已不能摄肾归心,而心阴何所赖以养?此取坎填离者,所以必归之脾也。其药一滋心阴,一养脾阳,取乎健者,以壮子益母;然恐脾郁之久,伤之特甚,故又取木香之辛且散者,以阎气醒脾,使能急通脾气,以上行心阴。脾之所归,正在斯耳!张路玉曰:补中益气与归脾,同出保元,并加归、术,而有升举胃气,滋补脾阴之不同。此方滋养心脾,鼓动少火,妙以木香调畅诸气。世以木香性燥不用,服之多致痞闷,或泄泻、减食者,以其纯阴无阳,不能输化药力故耳!"综合上述医家注解不难看出,该方虽名归脾汤,实则兼顾心肾二脏,且木香乃不可或缺之药。笔者临证时常喜用归脾汤治疗失眠易醒之患者。经大量临床实践发现,失眠易醒之人多为心脾两虚、肝血不足之证。心乃五脏六腑之大主,主藏神;脾为气血生化之源。若气血生化乏源,则心神失养,故而失眠;气血不足,肝脏藏血亦失职,魂不收摄,故易醒。因此,在治疗失眠易醒患者时,于归脾汤中加用补肝血之药物,常能获良效。

归脾汤合补肝汤加减治疗失眠易醒案

周某,女,35 岁。2024 年 8 月 21 日初诊。

主诉:失眠半年余。

现病史:患者诉因职业原因,近半年多来工作压力增大,学校组织教学评比活动,长时间备课、批改作业,精神高度紧张,出现入睡困难,睡眠浅,易醒,醒后难以再次入睡等症状。当时患者未重视,自行通过调整作息时间试图改善,但效果不佳,白天精神欠佳,四肢乏力倦怠,善忘,严重影响工作效率,思虑较多,为求进一步中医治疗,特来我院门诊就诊。刻下症:眠差,易醒,每晚睡眠时间不足 3 小时,白天头晕目眩,神疲乏力,偶有心慌、健忘,面色萎黄,月经量少、色淡,经期延后,舌淡，苔薄白，脉细弱。

中医诊断：不寐（心脾两虚，肝血不足）。

西医诊断：失眠。

中医治法：补益心脾，养血补肝。

处方：黄芪30g，党参20g，白术15g，茯苓15g，龙眼肉15g，炒酸枣仁30g，木香6g（后下），当归15g，远志10g，熟地黄15g，川芎10g，白芍15g，夜交藤30g，炙甘草10g。14剂，每日1剂，水煎，早、晚2次分服。

2024年9月4日二诊：患者诉服药后睡眠状况改善，每晚可睡5～6小时，白天神疲乏力等症状明显减轻，面色较前红润，舌淡红，苔薄白，脉细。继予原方14剂，煎服法同前。

后随访，患者失眠基本改善，每晚可睡7～8小时，精神状态良好，头晕目眩、心悸怔忡、健忘等症状消失。

【按】《景岳全书·不寐》云："劳倦思虑太过，必致血液耗亡，神魂无主，所以不寐。"患者工作压力大，长期处于精神高度紧张状态，思虑过度。心主神明，脾在志为思，过度思虑则伤心脾。脾为气血生化之源，心脾受损，气血生化不足。心血不足则心神失养，出现失眠、易醒等症状；气血亏虚不能濡养四肢百骸，则神疲乏力、四肢倦怠；血虚不能上荣于面，故面色萎黄；心主血，心血不足则心失所养，偶有心慌；气血不足，脑髓失养而善忘。肝藏血，血舍魂。心脾两虚导致气血不足，进而肝血亦亏。肝血不足则魂无所依，夜间睡眠不安稳，也加重了失眠症状。肝血不足，冲任失养，血海空虚，导致月经量少、色淡、经期延后。舌淡、苔薄白、脉细弱，皆为心脾两虚、肝血不足之征。治疗当以补益心脾、养血补肝。方中黄芪、党参健中州、行血脉、布精微、养脏腑、统血液，为强健脾胃之上品；茯苓味甘淡性平，不仅为补中益气之上品，还可开心智、安心神，为养心安神之良药；白术健脾燥湿。四药合用，可健脾益气，振奋中阳。而脾胃为后天之本，气血生化之源，脾胃强健则水谷得消，精微得布，心神得养，诸症自解。龙眼肉补益心脾、养血安神，酸枣仁养心安神，共为臣药。当归养血活血，木香理气醒脾，使补而不滞，远志宁心安神，夜交藤养血安神，炙甘草调和诸药，共为佐使药。归脾汤重在补益心脾，养血安神，从根本上改善气血生化不足的状况。熟地黄、川芎、白芍组成部分四物汤，与当归配合，养血和血，补养肝血。二诊时患者症状改善，效不更方，以巩固疗效。全方用药洞察入微，审证精心，治心而不唯心，动补而不静补，补气兼顾其血，用温而不远寒，安神而不滞神，故疗效卓著。

第九节　阳和汤

阳和汤，乃清代王维德所著《外科证治全生集》之经典方剂。原书载曰："此方主治骨槽风、流注、阴疽、脱骨疽、鹤膝风、乳岩、结核、石疽、贴骨疽及漫肿无头，平塌白陷，一切阴凝病证。麻黄得熟地不发表，熟地得麻黄不凝滞，神用在此。"该方由熟地黄、麻黄、鹿角胶、白芥子、肉桂、甘草、炮姜炭组成。方中熟地黄，其性温润，重用之可温补营血，填精补髓，犹如大地之沃土滋养生命之根。鹿角胶，味甘、咸，性温，归肾、肝经，在方中地位举足轻重。其温肾阳，益精血，与熟地黄相伍，温阳补血，共为君药。二者合力，如阴阳互抱之太极，为人体注入温暖与生机。鹿角胶作为有精血之属，实乃取效之关键。大抵草木无情，力难充足，而鹿角胶不同，其为血肉有情之品，能峻补人体之精血。精血乃人体生命之根本，充足之精血可使阳气有所依附，恰似灯之有油、火之有薪，为阳气的化生提供坚实的物质基础，使阳气得以源源不断地产生，温煦全身。肉桂与炮姜炭，性温而散，温阳散寒，通利血脉，如冬日暖阳，驱散阴霾与寒冷。麻黄辛温达卫，宣通毛窍，开腠理，散寒凝，犹如春风拂面，唤醒沉睡之阳气。此三者为臣药，协同君药，共同发挥温阳散寒之功效。白芥子善去皮里膜外之痰，能化寒湿之邪，如清道夫，扫除体内之寒湿痰浊。生甘草解毒，调和诸药，为佐使药，使全方药性和缓，发挥最佳疗效。全方配伍精妙，温阳与补血并用，祛痰与通络相伍。阳虚得补，如枯木逢春，焕发生机；营血得充，似久旱逢甘霖，润泽全身；寒凝痰滞得除，若冰雪消融，畅通无阻。另外，在治疗阴疽时，配伍虫类药则疗效更佳，盖虫类药大多性善走窜，具有搜剔经络、活血化瘀、化痰散结等功效，对于阴疽患者因寒凝痰滞、脉络不通所致的局部麻木、疼痛等症状，有更好的治疗效果。

阳和汤合活络效灵丹加减治疗脱疽案

张某，男，66岁。2024年9月11日初诊。

主诉：间歇性跛行 10 年，双足紫黑疼痛 1 月余。

现病史：患者 10 年前出现间歇性跛行，外院诊断为左下肢动脉狭窄、下肢动脉粥样硬化。2024 年 6 月 25 日患者在东莞某医院行左髂动脉支架术（植入 3 个支架），术后 1 个多月出现双足趾变紫黑色，疼痛不适，怕冷，双下肢抽痛，严重影响睡眠，为求进一步中医治疗，特来我院门诊就诊。刻下症：双足趾呈黑色，脱皮，干燥，双足发凉、怕冷，双下肢抽痛，精神倦怠，眠差，纳差，二便调，舌淡红，有瘀斑，苔白，舌下络脉迂曲，脉搏短绌。

既往史：高血压病史多年，2014 年行心脏支架手术。

辅助检查：2024 年 3 月 28 日下肢 CTA+3D 示双下肢动脉及腹主动脉粥样硬化，右侧髂内动脉局部管腔重度狭窄，或闭塞，左侧髂总动脉、髂内动脉及髂外动脉局部管腔重度狭窄，右侧股动脉局部管腔中重度狭窄。

中医诊断：脱疽（阳虚寒凝）。

西医诊断：下肢动脉硬化性闭塞症。

中医治法：温阳补血，散寒通滞。

处方：熟地黄 15g，鹿角胶 10g，白芥子 10g，肉桂 15g，当归 15g，丹参 30g，乳香 10g，没药 10g，水蛭 10g，地龙 10g，川芎 15g，川牛膝 15g，木瓜 15g，甘草 5g。14 剂，每日 1 剂，水煎，早、晚 2 次分服。

2024 年 10 月 8 日二诊：服药后患者双足趾黑紫范围较前缩小，疼痛感减轻，夜间较为明显，双足发凉、怕冷程度同前，食欲较前转佳，眠差，二便调，舌淡暗，有瘀斑，苔黄，舌下络脉迂曲，脉弦略数。上方加附子 15g（先煎），14 剂，煎服法同前。

2024 年 10 月 22 日三诊：患者双足趾紫黑颜色变浅，范围变小，疼痛程度减轻，生活质量较前明显改善，双足发凉、怕冷程度缓解，舌淡暗，有瘀斑，苔黄，舌下络脉迂曲，脉弦略数。上方不变，继服 14 剂以巩固疗效。

【按】医之术，法阴阳，和气血，通经络，乃治病救人之道。观此案，患者年逾花甲，正气渐衰，阳气不足，气血不畅，瘀滞脉络，加之久病入络，寒邪侵袭，气血凝滞，发为脱疽之症。间歇性跛行，双足紫黑疼痛、怕冷，双下肢抽痛等表现皆为阳虚寒凝之象；舌淡红有瘀斑、苔白、舌下络脉迂曲、脉搏短绌，亦为阳虚寒凝兼瘀血之征。方以阳和汤合活络效灵丹加减治之，方证相符。阳和汤温阳补血，散寒通滞。其中熟地黄温补营血、填精补髓，鹿角胶温肾阳、益精血，二者共为君药，奠定温阳补血之基础；肉桂、白芥子温阳散寒、通利血脉。当归、丹参、乳香、没药活血祛瘀、通络止痛，组成活络效灵丹，联用川芎，增强全方活血化瘀之功。水蛭、地龙性善走窜，搜剔经络、逐瘀通脉。川牛膝、木瓜为引经通络之用，甘草调和诸药。二诊时，患者双足趾黑紫范围缩小、疼痛感减轻、食欲转佳，表明治疗初见成效。但其双足发凉、怕冷程度未变，故加附子以增强温阳散寒之力。本案温阳与补血并用，祛痰与通络相伍，使阳虚得补，营血得充，寒凝痰滞得除，故而脱疽可效。

第十节 当归六黄汤

当归六黄汤，出自李东垣的《兰室秘藏》。该书记载当归六黄汤为"治盗汗之圣药也"，由当归、生地黄、熟地黄、黄连、黄柏、黄芩、黄芪组成。关于本方的理解，张秉成在《成方便读》中阐述："治阴虚有火，盗汗发热等证。夫心之所藏于内者为血，发于外者为汗，汗乃心之液也。醒而汗出者为自汗，因卫阳虚而不固也；睡而汗出者为盗汗，营阴虚而火扰也。然阴虚火扰，何以寐则汗出而寤则无汗？以卫气者，寐则行于阴分，而卫虚故汗出；寤则卫气仍出之阳，而卫复固矣。二地之益阴补血，用当归引之入心；三黄之苦，以泻阴中之伏火，火邪宁熄，营血静而汗自不出矣。然火静汗止，恐卫气不能永固于表，故加用黄芪以固之耳。"当归六黄汤组方严谨，用药特色鲜明，方中当归、生地黄、熟地黄滋阴养血，以补阴液之不足，为君药。黄连、黄芩、黄柏苦寒清热泻火，以除虚火之邪，为臣药。黄芪益气固表，既助当归、生地黄、熟地黄滋阴养血之力，又能固表止汗，为佐使药。全方以滋阴为主，泻火为辅，兼顾益气固表，使阴液得复，虚火得清，汗出得止。笔者临床上常以此方治疗盗汗，若阴虚较甚，可加玄参、麦冬、地骨皮等滋阴清热之品；若火热内盛，可加知母、石膏等清热泻火之药；若气虚明显，可加人参、白术等健脾益气之药。

当归六黄汤合地骨皮饮加减治疗盗汗案

李某，男，38 岁。2024 年 8 月 21 日初诊。

主诉：盗汗 1 月余。

现病史：患者诉近 1 个多月来反复盗汗，睡时汗出，醒时即止，尤以头面及颈胸部为甚，有时候枕巾、上衣湿透，需更换衣服，严重影响睡眠，为求进一步中医诊治，特来我院门诊就诊。刻下症：口干口渴，晨起甚，盗汗，睡时汗出，醒时即止，出汗较多，以头面及颈胸部为主，纳一般，眠可，夜间因盗汗醒 1～2 次，大便干，排便费力，小便黄，舌红嫩，有裂纹，苔黄不均，脉细数。

中医诊断：盗汗（阴虚火热，热迫汗出）。

西医诊断：自主神经功能紊乱。

中医治法：滋阴清热，固涩止汗。

处方：当归 15g，黄芪 30g，黄芩 15g，黄连 15g，黄柏 15g，生地黄 15g，熟地黄 15g，白芍 30g，地骨皮 15g，牡丹皮 15g，五倍子 10g，煅牡蛎 30g（先煎），炙甘草 10g。14 剂，每日 1 剂，水煎，早、晚 2 次分服。

2024 年 9 月 4 日二诊：患者诉服药后夜间汗出较前缓解，夜间无需更换衣物，仍口干，纳一般，眠尚调，大便干，小便淡黄，舌红嫩，有裂纹，苔黄不均，脉细数。上方加麦冬 20g，14 剂，煎服法同前。

2024 年 9 月 18 日三诊：患者基本夜间无汗出，口干缓解，大便通畅，无特殊不适。

【按】此案患者之盗汗，乃阴虚火热，热迫汗出所致。阴虚不能制阳，虚火内生，火热之邪逼迫津液外泄，故见盗汗。头面及颈胸部为甚，乃因该部位为阳经所过，虚火易循经上炎。口干口渴、大便干、小便黄、舌红嫩有裂纹、苔黄不均、脉细数等，皆为阴虚火热之象。方以当归六黄汤合地骨皮饮加减治之，方证合拍。当归六黄汤中，生地黄、熟地黄、当归滋阴养血，以补阴液亏虚之本；黄连、黄芩、黄柏苦寒清热泻火，直折虚火，以除热迫汗出之因；黄芪益气固表，实卫止汗，防津液进一步外泄。地骨皮饮中地骨皮、牡丹皮清热凉血，增强清退虚热之功效。阴虚之时，阳气无所依附，易浮越于外，故加五倍子、煅牡蛎，一则收敛浮阳，二则兼具固涩止汗之效。白芍、炙甘草酸甘化阴，增强滋阴之力，且炙甘草可调和诸药。二诊之际，患者汗出虽有缓解，但仍口干、大便干，舌红嫩有裂纹、苔黄不均、脉细数之象尚存，表明阴虚内热尚未尽除，故而加入麦冬以增强滋阴润燥之力。故三诊时患者基本夜间无汗出，口干缓解，大便通畅。本案辨证精准，补泻兼施，阴亏得滋，虚火得除，浮阳得敛，故而效如桴鼓。

第十一节　半夏白术天麻汤

半夏白术天麻汤出自清代程钟龄的《医学心悟》："半夏一钱五分，白术、天麻、陈皮、茯苓各一钱，甘草（炙）五分，生姜二片，大枣三个，蔓荆子一钱。虚者，加人参。水煎服。"书中谓："眩，谓眼黑；晕者，头旋也……有湿痰壅遏者，书云头旋眼花，非天麻、半夏不除是也，半夏白术天麻汤主之。"半夏白术天麻汤，诚为治风痰上扰之良剂。多年临证，笔者对此方感悟颇深。其一，辨明病机，精准用方。风痰上扰之证，关键在于肝脾失调。肝风内动与脾虚生痰相互为因，风痰交作，上犯清窍。故临证之时，务必详察患者之症状、舌象、脉象，准确判断是否为风痰上扰之病机。如见眩晕、头痛、胸闷、恶心呕吐、舌苔白腻、脉弦滑等症，可投以半夏白术天麻汤。其二，随证加减，灵活变通。临床病情千变万化，鲜有单一病机者。若兼肝阳上亢，可加钩藤、石决明、菊花等平肝潜阳之品。钩藤清热平肝、息风定惊，能有效缓解肝阳上亢之头晕胀痛；石决明平肝潜阳、清肝明目，对目眩、视力模糊等症有良效；菊花疏散风热、平抑肝阳、清肝明目，可增强平肝之力。兼瘀血阻滞者，加桃仁、红花、川芎、丹参等活血化瘀之药。桃仁、红花活血化瘀之力较强；川芎为血中之气药，能活血行气；丹参则既能活血又可凉血安神。诸药合用，可改善瘀血所致之头痛如刺、固定不移等症。若见气虚乏力明显，加党参、黄芪、白术等补气之药。党参健脾益肺，养血生津；黄芪补气升阳，固表止汗，利水消肿，生津养血；白术健脾益气，燥湿利水。三者协同，可增强健脾益气之功，使正气得复，痰浊易化。

半夏白术天麻汤合桃红四物汤加减治疗眩晕案

卢某，男，61岁。2024年7月17日初诊。

主诉：反复头晕、右下肢疼痛 7 年余。

现病史：患者 7 年前因头晕、行走不便等不适于深圳市某三甲医院住院，诊断为脑梗死，经系统治疗后好转出院，后规律复查，现为求中医进一步调理而来我院门诊就诊。刻下症：面色晦暗，头晕目眩，偶有恶心呕吐，头部沉重如裹，右下肢隐痛，肢体困重，大便不成形，每日 2～3 次，小便利，眠差，梦多，舌质紫暗有瘀斑，苔白腻，脉弦滑。

既往史：高血压病史 20 余年，糖尿病病史 10 多年。

中医诊断：眩晕（风痰上扰，瘀血内阻）。

西医诊断：脑梗死。

中医治法：祛风化痰，活血化瘀。

处方：法半夏 15g，白术 15g，天麻 30g，茯苓 15g，陈皮 15g，桃仁 15g，红花 15g，生地黄 15g，赤芍 15g，酒川芎 30g，白蒺藜 30g，丹参 30g，甘草 5g。14 剂，每日 1 剂，水煎，早、晚 2 次分服。

2024 年 7 月 31 日二诊：患者诉头晕、头重症状较前减轻，恶心呕吐间断发作，右下肢外侧疼痛较前缓解，仍有肢体困重，大便不成形，每日 2～3 次，眠差，梦多，小便利，舌脉同前。上方法半夏易为姜半夏 30g，加炒薏苡仁 30g，继服 14 剂，煎服法同前。

2024 年 8 月 14 日三诊：患者头晕、头重症状消失，右下肢疼痛改善，肢体活动轻灵，大便成形，睡眠转佳。嘱患者清淡饮食，忌油腻生冷。

【按】此案患者之眩晕，乃风痰上扰与瘀血内阻相互为患所致。患者既有脑梗死病史，又有高血压、糖尿病等慢性疾病，久病入络，瘀血内生。加之脾胃虚弱，运化失常，水湿内停，聚而生痰，风痰上扰清窍，故见头晕目眩、恶心呕吐、头部沉重如裹、肢体困重等症。面色晦暗、舌质紫暗有瘀斑、脉弦滑，皆为瘀血之征。以半夏白术天麻汤合桃红四物汤加减治之，恰合病机。半夏白术天麻汤祛风化痰、健脾祛湿，针对风痰上扰之证。其中法半夏燥湿化痰，降逆止呕；白术健脾益气，燥湿利水；天麻平肝息风，为治风之要药；茯苓健脾渗湿；陈皮理气化痰。桃红四物汤活血化瘀，生地黄、赤芍、酒川芎、桃仁、红花共奏养血活血、祛瘀通络之功。丹参增强活血化瘀之力；白蒺藜平肝解郁、祛风明目，可辅助天麻平肝息风，缓解头晕目眩之症；甘草调和诸药。二诊时，法半夏易为姜半夏且加大剂量至 30g，增强降逆止呕之效，且具安神之能。加炒薏苡仁健脾利湿，与白术、茯苓协同，增强健脾祛湿之功，以改善大便不成形及肢体困重之症。三诊时，患者诸症缓解，嘱其节饮食，以防复发。本案天麻用至30g，取其量大效宏，增强平肝息风之力，对眩晕之症疗效显著。在整个治疗过程中，根据病情变化适时调整用药，药证相符，步步为营，终使患者症状逐渐缓解。

第十二节　四妙勇安汤

四妙勇安汤源于《石室秘录》，后由《古今图书集成·医部全录》《验方新编》等书引用。从古代文献记载来看均有方无名，"四妙勇安汤"之名最早见于1956年《中医治疗动脉栓塞性坏疽症的成效》，是由当时记者吕民报道河北省释迦宝山用"四妙勇安汤"治疗当地的动脉栓塞性坏疽时之名，其方药组成为"金银花三两，玄参三两，当归二两，生甘草一两"，主治热毒炽盛之脱疽。

四妙勇安汤乃治疗热毒之良剂。方中金银花性寒、味甘，具有清热解毒、疏散风热之功效。其质轻清上扬，善解上焦之热毒，在方中为君药，用量较大，可强力直折热毒之邪。然而热毒之邪易损耗阴血，且病久必然导致气血亏虚，因此在清热解毒的同时需兼顾滋阴养血，以顾护正气之本。方中玄参性寒、味苦咸，既能清热凉血解毒，又可滋阴降火。其与金银花配伍，既能增强清热解毒之力，又能防止热毒伤阴。当归性温、味甘辛，具有补血活血、养血和营之效，还能活血通脉，使血脉通畅，有利于热毒之邪的消散。甘草在方中一方面起到调和诸药的作用，使全方药性和缓，避免过于寒凉而损伤正气；另一方面其自身亦具有清热解毒之功效，可增强全方的解毒作用。笔者于临证之际常以本方治疗热毒炽盛之脱疽、痈疽、丹毒、湿疹等，疗效显著。

四妙勇安汤合四妙丸加减治疗脱疽案

王某，女，55岁。2023年1月4日初诊。

主诉：间歇性跛行伴左足第1、3、4趾末端冰凉肿痛，第5趾末端溃烂半年，加重1周。

现病史：患者半年前无明显诱因出现间歇性跛行伴左足第 1、3、4 趾末端冰凉肿痛，第 5 趾末端溃烂，呈阵发性针刺样疼痛，于外院多次就诊，予中药（具体不详）配合激素口服、莫匹星罗软膏外用治疗后症状未见明显改善。1 周前上述症状加重，局部皮肤潮红，肤温升高，触痛加重，严重影响生活，遂前来就诊。刻下症：间歇性跛行，左足第 1、3、4 趾末端冰凉肿痛，第 5 趾末端溃烂，局部皮肤潮红，肤温升高，触痛，怕冷，口干，大便偏干，舌暗红，苔黄厚偏干，脉弦滑。

中医诊断：脱疽（寒热错杂，瘀阻经络）。

西医诊断：血栓闭塞性脉管炎。

中医治法：平调寒热，化瘀通络。

处方：金银花 30g，玄参 15g，当归 15g，苍术 15g，黄柏 15g，川牛膝 15g，木瓜 15g，丹参 15g，赤芍 15g，土茯苓 30g，大黄 10g，甘草 5g。14 剂，每日 1 剂，水煎，早、晚 2 次分服。

2023 年 1 月 18 日二诊：患者诉服药后左足趾肿痛明显减轻，未再出现针刺样疼痛，生活质量明显提升，二便基本正常，余未诉特殊不适，舌淡暗偏红，苔薄黄，脉滑。上方减大黄，继服 14 剂，煎服法同前。

后随访，患者足趾刺痛感基本消失，余无不适。

【按】本医案患者所患之脱疽，即西医学之血栓闭塞性脉管炎，病情复杂且迁延。从病史来看，间歇性跛行伴左足趾症状长达半年，近期加重，此前多种治疗方法效果不佳，故将其诊断为寒热错杂、瘀阻经络之证，依据充足。患者左足部分趾端冰凉肿痛，同时伴有怕冷之象，此为寒凝之征。而第 5 趾末端溃烂、局部皮肤潮红、肤温升高、触痛，以及口干、大便偏干、舌暗红、苔黄厚偏干、脉弦滑等表现，则提示体内有热毒蕴结。其寒热之象并见，且病程中存在瘀血阻滞经络的情况，此乃明确的寒热错杂、瘀阻经络之病机。其治疗以平调寒热、化瘀通络为法。方中金银花与玄参清热解毒、软坚散结，二者相伍，既增强清热解毒之力，又可防热毒伤阴。当归、丹参、赤芍，此三味药为活血化瘀之常用组合，三者合用，共奏活血化瘀、疏通经络之功，旨在改善因瘀血阻滞导致的局部疼痛和肿胀。苍术、黄柏、川牛膝、木瓜、土茯苓，针对足部湿热毒邪蕴结、经络不通之病理。大黄清热泻火，凉血解毒，逐瘀通经。在本方中，大黄一方面通过泻下通便，使热毒从大便而出，改善大便偏干之症，同时也有助于清除体内热毒；另一方面其逐瘀通经之功可协助活血化瘀药清除瘀血，且能清热泻火，缓解局部热毒症状。甘草缓急止痛，调和诸药。二诊时，患者服药后症状明显改善，左足趾肿痛减轻，针刺样疼痛消失，二便基本正常。此时舌象变为淡暗偏红，苔薄黄，脉滑，提示热毒之势已减，瘀血仍存，但大便已正常。故原方减去大黄，避免大黄继续泻下可能导致的正气损伤，继续以原方巩固治疗，以进一步清除余邪，改善局部血液循环，促进病情完全康复。

第三章 经验方剂

第一节 生精助育汤

不育主要指夫妇婚后同居 1 年以上，未采取任何避孕措施，由于男方原因而致女方不能受孕。对于不育的病因病机，笔者在临床中总结认为其包括肾之阴阳失调致生精异常；肝郁气滞影响气血与精液排泄；脾虚气血不足累及肾精化生；湿热下注精室影响精子质量；瘀血阻滞生殖之精化生与排泄。在反复的临床摸索中，笔者创立了有效方剂——生精助育汤。该方由熟地黄 20g，山药 15g，当归 15g，白芍 20g，菟丝子 15g，枸杞子 15g，五味子 10g，车前子 30g，女贞子 20g，麦芽 60g，水蛭 10g，鸡内金 10g，王不留行 20g，黄芩 10g，黄芪 40g，党参 20g，红景天 20g，甘草 10g 组成。方中熟地黄滋阴补肾、填精益髓，山药补脾益肾，二者共为君药，补肾固精。当归补血活血，白芍养血敛阴，女贞子滋补肝肾，辅助君药增强补肝肾、益精血之效。菟丝子补阳益阴，枸杞子补肾益精，五味子补肾宁心，车前子泻肾浊，四子同用可补肾生精。黄芪、党参、甘草、红景天补气健脾，利于气血化生；水蛭化瘀通络；黄芩清热，防诸药温热太过；王不留行活血化瘀；鸡内金健脾益胃；麦芽疏调肝气。诸药合用，共奏补肾益精、养血活血等功效以助生育。

病案

刘某，男，32 岁。2023 年 12 月 10 日初诊。

主诉：婚后 3 年未育。

现病史：患者婚后性生活正常，未采取避孕措施，但妻子一直未受孕。该患者曾行精液常规检查示精子数量少，活力低。为求中医治疗，就诊我院门诊。刻下症：乏力，腰膝酸软，房事后甚，偶有头晕耳鸣，容易烦躁，纳差，眠调，二便尚可，舌红，苔少，脉细略数。

中医诊断：不育（肾虚精亏，虚火上炎）。

西医诊断：男性不育症。

中医治法：补肾益精。

处方：熟地黄 20g，山药 15g，当归 15g，白芍 20g，菟丝子 15g，枸杞子 15g，五味子 10g，车前子 30g，女贞子 20g，麦芽 60g，水蛭 10g，鸡内金 10g，王不留行 20g，黄芩 10g，黄芪 40g，党参 20g，红景天 20g，甘草 10g。14 剂，每日 1 剂，水煎，早、晚 2 次分服。

2023 年 12 月 24 日二诊：患者诉乏力之症缓解，腰膝酸软、头晕耳鸣之象减轻，饮食恢复正常。仍予原方 14 剂，煎服法同前。

2024 年 1 月 7 日三诊：患者自觉体力渐增，余无不适。嘱其继服前方 1 个月后复查精液常规。

2024 年 2 月 7 日四诊：精液常规复查示精子数量及活力均有所改善。嘱继服前方 1 个。

2024 年 3 月 7 日五诊：患者欣然前来，言其妻已受孕。

【按】此患者婚后 3 年未育，故诊断为"不育"。结合其症，乏力、腰膝酸软、房事后尤甚，偶有头晕耳鸣，此乃肾虚之象。肾藏精，主生殖，肾虚则精亏，生殖之精不足则难以孕育。又兼舌红、苔少、脉细略数，且容易烦躁，此为肾阴不足，虚火内生之征。肾脏亏虚，先天无法充养后天，脾胃亦损，失于纳化，故而纳差。治以补肾益精之法，方用生精助育汤。方中熟地黄滋阴补肾、填精益髓，山药补脾益肾，二者共为君药。当归、白芍、女贞子滋阴养血，辅助君药补肾填精。菟丝子、枸杞子、五味子、车前子乃五子衍宗丸化裁，可补肾生精。黄芪、党参、甘草、红景天补气健脾，以利于气血化生；水蛭化瘀通络；黄芩清热，防诸药温热太过；王不留行活血化瘀；鸡内金、麦芽健脾和胃，兼疏肝气。全方共奏补肾益精、调和气血之功，使肾阴得补，虚火得清，脾胃得健，肾精渐充，故能孕育子嗣。

第二节　香砂双蔻丸

腹胀是指腹部胀满不适的一种主观感觉。其因众多，可由胃肠道积气、积食、腹水等多种因素引起，常见于慢性胃炎、胃溃疡、胆囊炎、肝炎等疾病。中医学认为腹胀主要与脾胃、肝等脏腑相关。脾胃虚弱，运化失司可致腹胀；肝郁气滞，气机不畅影响脾胃升降，也会引发腹胀；饮食不节，损伤脾胃，内生痰湿、食积等病理产物，阻碍气机运行，同样会出现腹胀的症状。笔者在临床中发现，由于深圳地区湿气较重，当地患者腹胀的病因多归结于脾虚气滞，寒湿中阻。有鉴于此，笔者总结出治疗腹胀的经验方剂——香砂双蔻丸。该方以香砂六君子汤联合厚朴温中汤加减化裁而来，具体药物如下：木香 15g（后下），砂仁 15g（后下），党参 15g，茯苓 15g，炒白术 15g，半夏 15g，陈皮 15g，枳实 15g，厚朴 15g，草豆蔻 15g，肉豆蔻 15g，干姜 10g，五指毛桃 15g，炙甘草 5g。方中党参、茯苓、白术、炙甘草补中益气，以治脾虚；木香、砂仁、枳实、厚朴、半夏、陈皮行气除胀，以行气滞除胀满；草豆蔻、肉豆蔻、干姜、五指毛桃温中化湿，以温脾阳祛寒湿。全方针对脾虚气滞、寒湿中阻之病机，通过健脾、行气、燥湿散寒等多方面作用，使脾气健运，气滞得舒，寒湿得化，从而达到治疗腹胀之目的。

病案

刘某，男，46 岁。2024 年 8 月 18 日初诊。

主诉：腹部胀满 1 年余。

现病史：患者 1 年余前因食凉后出现腹胀，曾行胃镜检查，提示胃息肉、慢性浅表性胃炎，行莫沙必利、多潘立酮等药治疗，效果不佳，为求中医治疗，就诊于我院门诊。刻下症：面色萎黄，乏力，腹部胀满，进食生冷尤甚，按之柔软，得温则舒，纳差食少，眠调，大便溏薄，每日 2～3 次，小便清长，舌淡胖，边有齿痕，苔白腻，脉沉缓。

中医诊断：腹胀（脾虚气滞，寒湿中阻）。

西医诊断：慢性胃炎。

中医治法：健脾理气，温中化湿。

处方：木香 15g（后下），砂仁 15g（后下），党参 15g，茯苓 15g，炒白术 15g，半夏 15g，陈皮 15g，枳实 15g，厚朴 15g，草豆蔻 15g，肉豆蔻 15g，干姜 10g，五指毛桃 15g，炙甘草 5g。7 剂，每日 1 剂，水煎，早、晚 2 次分服。

2024 年 8 月 25 日二诊：患者诉自觉有力，腹胀明显减轻，食欲转佳，大便不成形，次数较前增多，每日 4 ～ 5 次，小便淡黄。原方再进 7 剂，煎服法同前。

2024 年 9 月 1 日三诊：患者腹胀基本消失，饮食如常，大便成形，每日 1 次。嘱其忌生冷、油腻。

【按】此患者以腹部胀满 1 年余就诊，属于中医学"腹胀"范畴。患者面色萎黄、乏力此乃脾虚之象。《素问·至真要大论》有云，"诸湿肿满，皆属于脾"。脾虚则运化失司，气机不畅，寒湿内生，阻滞中焦，故腹胀。进食生冷后，寒邪更甚，故而腹胀加剧。按之柔软、得温则舒，亦为寒凝气滞之征。大便溏薄、小便清长，皆因寒湿下注所致。结合舌淡胖、边有齿痕、苔白腻、脉沉缓，故辨证为脾虚气滞，寒湿中阻，治以健脾理气、散寒化湿之法，方用香砂双蔻丸。方中党参、茯苓、炒白术、炙甘草健脾益气，木香、砂仁行气醒脾，半夏、陈皮燥湿化痰、理气和中，枳实、厚朴行气导滞，草豆蔻、肉豆蔻、干姜、五指毛桃散寒化湿。二诊时患者大便次数增多，此为脾气恢复，外排寒湿之象，正如《伤寒论》中提到的，"脾家实，腐秽当去"。全方集补脾、行气、散寒、化湿于一体，攻补兼施，脾气得充，寒湿得化，气机条达，故而腹胀得消。

第三节　升清降浊汤

升清降浊汤的创立源自中医学的"升清降浊法"。该法最早见于《黄帝内经》，如《素问·阴阳应象大论》中提到"清阳出上窍，浊阴出下窍；清阳发腠理，浊阴走五脏；清阳实四肢，浊阴归六腑"，这为升清降浊理论奠定了基础，明确阐述了人体正常生理状态下清阳与浊阴的运行规律。升清降浊法是中医的一种治疗方法。"清"和"浊"是相对的概念，在人体中，清阳之气应上升输布，滋养头目及肢体官窍等；浊阴之邪应下降排出体外，如糟粕从二便而出等。升清降浊法就是通过药物或其他治疗手段来促进清阳上升、浊阴下降，恢复人体气机升降的正常功能，使机体的新陈代谢、物质输布与排泄等生理过程恢复正常。

代谢障碍性疾病如高血压、高血脂、高尿酸血症、糖尿病严重危害人民群众健康，升清降浊汤是笔者治疗代谢障碍性疾病的常用经验方剂。该方组成包括柴胡 12g，大黄 10g，苍术 15g，泽泻 30g，荷叶 15g，茵陈 30g，葛根 30g，土茯苓 30g。该方以升清降浊为立方之旨，通过清升浊降，推陈致新，恢复机体正常的生化。方中柴胡、大黄，苍术、泽泻，荷叶、茵陈，葛根、土茯苓，四组药均俱升降之性，升清以降浊，降浊以复阳，且兼顾气滞、湿热、瘀血、浊毒等病理产物。临证之时，可根据患者疾病及症状表现加减化裁。若以高尿酸血症为主者，加用萆薢、木通；高脂血症明显者，加用田三七、绞股蓝、莪术；糖尿病较甚者，加用黄连、生地黄。

病案

李某，男，38 岁。2024 年 8 月 7 日初诊。

主诉：反复中重度脂肪肝 5 年。

现病史：患者 5 年前经检查发现脂肪肝（中重度），曾采取减肥措施以及口服中药治疗，效果不佳，多次复查肝脏超声，结果均显示脂肪肝处于中重度程度且无明显改善。刻下症：形体肥胖，神倦，面部油腻，乏力，汗出蒸蒸，浸湿衣服，纳可，腹胀，入睡困难，大便不成形，小便利，舌暗红，有瘀斑，苔黄，脉弦滑。

中医诊断：肝癖（清浊相扰，升降失序）。

西医诊断：中重度脂肪肝。

中医治法：升清降浊。

处方：柴胡 12g，大黄 10g，苍术 15g，泽泻 30g，荷叶 15g，茵陈 30g，葛根 30g，土茯苓 30g，萆薢 30g，滑石 30g（包煎），丹参 30g，莪术 15g，郁金 15g，半夏 15g，陈皮 15g，炙甘草 5g。14 剂，每日 1 剂，水煎，早、晚 2 次分服。

2024 年 8 月 21 日二诊：患者精神爽朗，乏力症状改善，腹胀减轻，大便较前成形，入睡较前容易，仍有汗出，舌暗红，有瘀斑，苔薄黄，脉弦滑。上方减陈皮、厚朴，加煅牡蛎 30g，煎服法同前。复查肝脏超声。

2024 年 9 月 4 日三诊：患者诉诸症缓解，肝脏超声示轻度脂肪肝。嘱患者饮食管理，适当运动。

【按】脂肪肝是指由于各种原因引起的肝细胞内脂肪堆积过多的病变。

脂肪肝迁延日久，不仅容易引起肝脏炎症，进展为肝纤维化、肝硬化、肝癌，而且还会累及心血管、内分泌等多系统，增加冠心病、脑卒中、糖尿病的患病风险。该患者发现脂肪肝（中重度）5年，平素喜食油腻甘甜之品，且缺乏运动，脾胃损伤，运化水谷失职，气血生化乏源，肝脏不得濡养，肝体失充，肝用难以伸展，肝失疏泄，不能辅助脾胃运化水谷，则痰湿由生，痰湿黏腻，郁久化热，则痰湿热胶结作恶，蓄积肝体，脏腑失和，纳化失济，乘克失序，清浊不分，升降混乱，出入失衡。病于脾胃，运化失司，湿热由生，则见形体肥胖，面部油腻；气血乏源，故而神倦；脾病四肢不用，肝"罢极之本"失养，故见乏力；肝脾升降失调，中脘不和，故见腹胀；湿热留滞，肠腑失于传导，故见大便不成形；湿热瘀血蓄积，上扰心神，营卫失调，故见入睡困难，自汗频频。该患者以反复中重度脂肪肝5年就诊，故诊断为"肝癖"，证属清浊相扰，升降失序，治以升清降浊之法，方用升清降浊汤。方中柴胡、大黄，苍术、泽泻，荷叶、茵陈，葛根、土茯苓，四组药物一升一降，升清以降浊，降浊复升清；草薢、滑石清利湿热；丹参、莪术、郁金活血化瘀；半夏、陈皮健脾祛湿除胀；甘草调和诸药。二诊患者腹胀减轻，故减半夏、陈皮。考虑患者仍有汗出，故加用煅牡蛎，且煅牡蛎又兼具软坚散结之功，对脂肪肝具有良好的改善作用。本案以升清降浊汤治疗中重度肝脂肪取得了良好的疗效，其中柴胡与大黄的相伍相合不仅具有升降散之意，且二者相辅相成均具推陈致新之殊用，合以升清降浊之法，清浊不相扰，升降不失调，推陈有出路，致新有源头，故而湿热除、瘀血祛、痰湿消，脏腑调顺，生化有常，因以脂肪肝瘥。

第四节　愈疡汤

愈疡汤是笔者创立的专治口腔溃疡的专方。口腔溃疡是指出现在口腔内唇、上腭以及舌颊等部位黏膜上，呈圆形或椭圆形的疼痛溃疡点。溃疡表面通常覆盖有灰白色或黄色的假膜，周边有红晕，具有明显的疼痛感。严重的口腔溃疡可能影响进食，导致营养摄入不均衡。在心理方面，反复口腔溃疡带来的疼痛会让人烦躁、焦虑，降低生活质量。中医学认为该病属于"口疮"，其病因病机多归结于心脾积热、胃火旺盛、阴虚火旺等。

笔者在临床中观察到，口疮的发生虽多与热邪有关，但伏火内郁是本病发生进展和缠绵难愈的关键，而伏火的产生与湿热紧密关联。因此，在治疗时笔者主张清泻脾胃伏火，健脾燥湿，调畅气机，并由此创立了愈疡汤。该方由黄连10g，赤芍15g，浙贝母10g，苍术15g，枳壳15g，炒莱菔子15g，牡蛎30g组成。方中黄连味苦，性寒，善理心脾之火，诸痛疮疡，皆不可缺。然脾胃伏火单用清降之品恐难彻此积热，故用辛温之性的苍术燥湿健脾，升阳散郁，疏散脾中伏火，取其"火郁发之"之意，同时用浙贝母、牡蛎清热解毒、开郁散结，共奏泻火散结之功。然伏火之源在于秽浊之邪壅滞，故佐药有二组：其一，枳壳理气宽中，降浊泄秽；与苍术、炒莱菔子配伍可散脾胃壅滞之湿热，通脾胃之滞，理一身之气；其二，火热被郁，常波及血分，扰动心神，且血瘀亦阻碍火邪透达，故用微寒之赤芍，凉血活血祛瘀止痛，瘀去新生，膜络得营血濡养，则可生肌敛疮。临证之时，心火盛者合用导赤散，阴虚显者加用玉女煎，此中加减，不胜枚举，得其旨要，万举万当。

病案

梁某，男，35岁。2023年4月8日初诊。

主诉：口腔溃疡反复发作3年，加重1周。

现病史：患者平素情绪急躁，喜食辛辣刺激之品，3年前因吃烧烤后出现口腔溃疡，可见多个溃疡点，溃烂，周围红肿，疼痛难忍，自行使用西瓜霜喷剂后有所缓解，但此后每每因饮食辛辣、熬夜等原因反复发作，每月5次，缠绵不愈，严重影响生活质量。1周前患者吃烧烤后再次复发，伴有口干、咽喉肿痛等不适，大便黏腻不畅，今为寻中医治疗，慕名来诊。刻下症：口腔两颊及舌边散在多个大小不一溃疡点，表面可见灰黄色薄膜，周围有红晕，进食进水后疼痛，口干口苦，咽喉肿痛，身体困倦，偶有耳鸣，腹胀，大便黏腻不畅，小便黄，舌尖红，苔黄，脉弦滑。

中医诊断：口疮（脾胃湿热，郁而化火）。

西医诊断：口腔溃疡。

中医治法：清热泻火，燥湿健脾。

处方：黄连10g，赤芍15g，浙贝母10g，苍术15g，枳壳15g，炒莱菔子 15g，牡蛎 30g（先煎），木香 15g（后下），白茅根 30g。7 剂，每日 1 剂，水煎，早、晚 2 次分服。

2023 年 4 月 15 日二诊：患者诉服药后口中溃疡较前有好转，疼痛感减轻，仍有溃疡点，身体困倦、口干口苦、咽喉肿痛、腹胀均有改善，大便黏腻不畅，小便淡黄，舌脉同前。上方加用白及 10g，7 剂，煎服法同前。

2023 年 4 月 22 日三诊：患者诉口腔溃疡基本痊愈，诸症大减。上方继服 1 周巩固，嘱其清淡饮食，忌辛辣刺激之物，避免劳累。

2 个月后随访，患者口腔溃疡无复发。

【按】口腔溃疡一病，属于中医学"口疮"范畴。本案患者，其口疮反复已有三载，近 1 周而复加重。患者素性急躁，又嗜辛辣之品，且常熬夜，此皆为发病之隐患。现症见口腔两颊与舌边有多个大小不一之溃疡点，覆灰黄薄膜，红晕环绕，进食饮水则痛剧，兼口干口苦、咽喉肿痛、身体困倦、偶耳鸣、腹胀、大便黏腻不畅、小便黄、舌尖红、苔黄、脉弦滑，此皆为脾胃湿热蕴结，郁而化火之象。脾胃湿热互结，气机不畅，火邪内生，火性炎上，上攻口腔则成口疮，上扰耳窍则耳鸣；湿热困阻中焦，气机紊乱则腹胀，下注肠道则大便黏腻；湿热循经上扰，则口干口苦、咽喉肿痛；湿热下注，则小便黄。治法以清热泻火、燥湿健脾为宜，方用愈疡汤加减。方中黄连苦寒，苍术辛温，二者相伍，一寒一热，一降一升，降泄湿热，升散伏火，蠲利气机；浙贝母与牡蛎协同，发挥清热解毒、开郁散结之效；枳壳理气宽中、降浊泄秽，与苍术、炒莱菔子共奏疏利脾胃壅滞湿热、畅通气机之功；赤芍微寒，可凉血活血祛瘀止痛，使膜络得营血滋养而助生肌敛疮；木香行气止痛，且木香与黄连构成香连丸之意，寒温并用，清热燥湿且理气和中；白茅根清热利尿，既可清利咽喉之热，又可引湿热之邪下行。诸药合用，清热泻火与燥湿健脾之功相得益彰。二诊时，患者口腔溃疡疼痛减轻，诸症皆有改善，但仍有溃疡点，故加白及以敛疮生肌，促进溃疡愈合。本案蕴含辛开苦降之法，其中苦寒之药可降火，但无凉遏之弊；辛温之品能升散，却无增助火势之虞，如此则伏火可祛。兼以清泻湿热之药，湿热既清，伏火则失其蕴生之源。再者，佐以活血止痛、敛疮生肌之类药物，多管齐下，故而口疮得以痊愈。

第五节　抗过敏方

过敏性疾病在临床中属于常见且多发的病症范畴。此类疾病在发病机制方面呈现出显著的特点，其发病往往具有反复性，即病症容易多次发作；同时还具有速发性，一旦接触变应原，机体可迅速产生免疫反应而发病。而且，过敏性疾病的影响范围较广，可累及多个器官系统。在临床常见的过敏性疾病中，过敏性鼻炎较为普遍，患者通常会出现流涕、频繁打喷嚏等症状；过敏性哮喘会导致患者喘息、气急，严重影响呼吸功能；过敏性皮炎则表现为皮肤瘙痒、红肿等不适。这些疾病不仅会严重影响患者的日常生活质量，例如妨碍正常睡眠、干扰工作和学习效率等，在严重情况下甚至可能引发患者出现休克等危及生命的状况，因此针对该病的防治尤为关键。中医药治疗该病具有不俗的效果。笔者在临床中善用荆防四物汤合过敏煎加减治疗过敏性疾病，并由此衍生出经验方剂——抗过敏方。其具体药物为荆芥 15g，防风 30g，当归 15g，川芎 15g，丹参 30g，银柴胡 20g，乌梅 30g，五味子 15g，白蒺藜 30g。该方在治疗过敏性鼻炎时，若营卫不固者，可加用桂枝汤、玉屏风散、辛夷；痰饮为著者，联用小青龙汤；风热明显者，合用苍耳子散；湿热为主者，合用藿胆丸；寒邪突出者，加用麻黄细辛附子汤。对于过敏性哮喘的治疗，肺寒者，加用紫石英；肾虚为主者，加用蛤蚧、补骨脂；痰热明显者，配伍麻黄、白果。对于过敏性皮炎，痒甚者，加用乌梢蛇、地肤子、蝉蜕；湿毒浸淫者，加用苦参、土茯苓；血分炽热者，加用赤芍、牡丹皮。

病案

李某，男，24 岁。2024 年 3 月 6 日初诊。

主诉：反复鼻塞、打喷嚏、流清涕 3 年余，加重 3 天。

现病史：患者 3 年余前无明显诱因出现鼻塞、打喷嚏、流清涕，曾查变应原检测提示花粉、尘螨过敏，服用抗过敏药物治疗，症状可暂时缓解，但仍反复发作。3 天前患者因外出游玩接触花粉后上述症状加重。刻下症：怕冷，鼻塞，喷嚏连连，清涕量多，伴有眼睛痒，纳可，二便调，眠可，舌淡红，苔薄白，脉浮。

中医诊断：鼻鼽（肺卫不固，风邪外袭）。

西医诊断：过敏性鼻炎。

中医治法：祛风固表，调和营卫。

处方：荆芥15g，防风30g，银柴胡20g，乌梅30g，五味子15g，白芷15g，辛夷15g（包煎），桂枝15g，白芍30g，干姜15g，细辛5g，炙甘草5g。14剂，每日1剂，水煎，早、晚2次分服。

2024年3月20日二诊：患者诉鼻塞、打喷嚏、流清涕等症状明显减轻，眼睛痒亦缓解。原方再进7剂，煎服法同前。

2024年3月27日三诊：患者症状基本消失，嘱其尽量避免接触变应原，注意防护。

【按】此患者为年轻男性，病程长达3年余，反复出现鼻塞、喷嚏、流清涕之症，此乃中医之鼻鼽。中医学认为，肺开窍于鼻。肺主气，司呼吸，外合皮毛，若肺卫不固，则易遭外邪侵袭。风邪外袭之际，肺气失于宣发，鼻窍为之不利，故而呈现鼻塞、喷嚏、流清涕之象。怕冷、脉浮，此乃风邪在表之征候。因肺卫不固，无力抵御外邪，致使风邪反复入侵，病情遂反复发作。眼睛痒者，亦为风邪上扰之表现。经四诊合参，诊断为鼻鼽，辨证当属肺卫不固，风邪外袭，以抗过敏方加减治之。方中荆芥、防风乃祛风解表之要药。《本草分经》言荆芥"入肝经气分兼行血分，发汗散风湿，通利血脉，助脾消食，能散血中之风"。《神农本草经疏》记载防风"治风通用，升发而能散"。二者协同，可疏散风邪，使外邪得以从表而解。银柴胡、乌梅、五味子与防风组成过敏煎，具调节免疫、抗过敏之效。现代研究亦表明，过敏煎可抑制过敏反应，减轻鼻黏膜炎症。白芷、辛夷可通鼻窍、散风寒。《本草纲目》载白芷"治鼻渊、鼻衄、齿痛、眉棱骨痛"，辛夷"主五脏身体寒热，风头脑痛，面䵟"，二者合用，能增强通窍散寒之力。桂枝与白芍相伍以调和营卫。桂枝解肌发表，温通经脉，助阳化气；白芍养血敛阴，柔肝止痛。二者一散一收，可使卫气固而风邪去。干姜与细辛用以温肺散寒。干姜温中散寒，回阳通脉；细辛散寒止痛，温肺化饮。二者合用，可增强温肺散寒之力，助力肺气宣发，通利鼻窍。炙甘草既能调和诸药，又可益气补中，增强机体免疫力。二诊之时，患者症状显著改善，效不更方，继予原方7剂以巩固疗效。本案之全方共奏祛风固表、调和营卫、通窍散寒、抗过敏之功，故而患者过敏性鼻炎之症状得以改善。

第六节　消炎利胆汤

胆结石是指在胆囊或胆管内形成的固体结晶物质。在正常情况下，胆汁中的胆固醇、胆色素和钙等成分保持着相对平衡的溶解状态，但当这种平衡被打破时，就可能形成胆结石。目前，针对该病的治疗主要包括口服熊去氧胆酸与手术治疗。对于口服药物效果不佳或者不符合手术指征的患者，中药是可替代的有效治疗方案，尤其是胆囊结石。笔者在临床中治疗该病积累了一定的经验，通过使用经验方剂——消炎利胆汤，改善了很多胆囊结石患者的临床症状和影像学表现。

消炎利胆汤是在四逆散合五金汤的基础上加用消石药而成。该方药物包括柴胡12g，枳实15g，白芍30g，郁金15g，金钱草30g，海金沙30g，川楝子15g，鸡内金15g，威灵仙15g。方中柴胡疏肝，兼具引经之用；枳实破气消积，舒畅气机；白芍养肝柔肝，缓急止痛；郁金、金钱草、海金沙、川楝子、鸡内金为五金汤主药，具有疏理肝胆、清利湿热、排石化石之功；方中威灵仙为治疗胆囊结石以及结节、囊肿的特效药，《本草纲目》曾记载威灵仙治"诸骨鲠咽"，有鉴于此，用以治疗结石，具有化石之殊用。

病案

裴某，女，47岁。2024年5月27日初诊。

主诉：右肋疼胀半年余。

现病史：患者半年余因饮食油腻出现右肋疼胀，经腹部超声检查发现胆囊炎、胆囊多发结石，最大约2.7cm。其间服用消炎药及熊去氧胆酸治疗，症状缓解不明显，欲求中医诊治，就诊于我院门诊。刻下症：右肋疼胀，偶有恶心，食欲不佳，眠欠佳，易醒，大便稍不成形，小便黄，舌暗红，苔薄黄，脉弦滑。

中医诊断：胁痛（湿热蕴结）。

西医诊断：胆囊炎，胆囊结石。

中医治法：清利湿热，利胆消石。

处方：柴胡 12g，枳实 15g，白芍 30g，郁金 15g，金钱草 30g，海金沙 30g，川楝子 15g，鸡内金 15g，威灵仙 15g，煅牡蛎 30g（先煎）。14剂，每日 1 剂，水煎，早、晚 2 次分服。

2024 年 6 月 10 日二诊：患者诉右胁疼胀较前减轻，未诉恶心，食欲较前转佳，眠调，大便成形，小便淡黄，眠调，舌脉同前。上方继服 14天，煎服法同前。嘱药毕复查胆囊超声。

2024 年 6 月 24 日三诊：患者诉诸症缓解。复查胆囊超声：胆囊炎，胆囊多发结石，0.9cm。予原方继服 14 剂，嘱药毕复查腹部超声。

2024 年 7 月 8 日四诊：患者复查超声提示胆囊炎，胆囊结石 0.3cm。嘱其清淡饮食。

【按】本案患者为中年女性，右胁疼胀半年有余。其发病因饮食油腻而致，此为诱发肝胆疾病之常见因素。经西医诊断为胆囊炎与胆囊结石，中医辨为胁痛之湿热蕴结证。从症状来看，右胁疼胀为肝胆经络循行之处出现不适，乃肝胆疏泄失常之象；恶心、食欲不佳，乃湿热之邪困阻脾胃，致脾胃运化失司；眠欠佳、易醒，或因湿热内扰心神；大便不成形、小便黄，舌暗红、苔薄黄、脉弦滑，皆为湿热之征。治法上采取清利湿热、利胆消石之法。处方以消炎利胆汤加减。方中柴胡疏肝解郁，调畅气机，为疏利肝胆之要药；枳实破气消积，与柴胡相伍，一升一降，调理气机；白芍养血敛阴、柔肝止痛，与柴胡相配，可使气机调畅而不耗伤阴血；郁金行气解郁、活血止痛；金钱草清热利湿、排石解毒，为本方排石之关键药物，其清热利湿之力可清肝胆之湿热，促进结石排出；海金沙清热利湿通淋；川楝子疏肝泻热、行气止痛，可缓解右胁疼痛；鸡内金在此方中作用独特，其健胃消食之效可改善因湿热困阻脾胃而导致的食欲不佳，恢复脾胃正常运化功能，同时鸡内金还具有通淋化石的作用，对于胆囊结石能起到一定的消融与分解作用，在促进患者消化功能恢复的同时，也协同其他药物共同针对胆结石发挥治疗作用；煅牡蛎软坚散结，威灵仙具有消骨鲠之功用，用以化石消石疗效突出。诸药合用，共奏清利湿热、利胆消石之功，标本兼治，切合患者之病机。

第七节　安神助眠汤

失眠是一种常见的睡眠障碍，主要表现为入睡困难、睡眠维持困难、早醒，同时伴有睡眠质量下降和总睡眠时间减少，导致日间功能受损，如疲劳、注意力不集中、记忆力减退等。此外，长期失眠不仅容易增加心脑血管疾病的发生风险，如高血压、冠心病、脑卒中等，而且还会引发焦虑、抑郁等情绪问题，严重者可发展为焦虑症、抑郁症等精神障碍，加重心理负担，使患者陷入对睡眠的过度担忧和恐惧之中，形成恶性循环。因此，预防和寻求有效的治疗方案意义重大。

笔者在临床中诊疗的失眠患者较多，根据大量的临床观察发现，失眠的患者多表现为肝火旺、肝阴虚、肝阳亢、肝气郁。针对这一病机，笔者以降肝火、养肝阴、潜肝阳、疏肝气为治法，创制了有效方剂——安神助眠汤。本方以小柴胡汤化裁而来，具体药物如下：柴胡 12g，黄芩 15g，丹参 15g，白芍 30g，姜半夏 30g（先煎），夏枯草 30g，珍珠母 30g（先煎），磁石 30g（先煎），香附 15g，生麦芽 30g。方中柴胡、黄芩、姜半夏、夏枯草疏利少阳，清泻肝火；丹参、白芍滋补肝阴，充养肝体；珍珠母、磁石敛降肝阳，重镇安神；香附、生麦芽疏肝解郁，顺遂肝性。全方集清肝、养肝、镇肝、疏肝为法，复其用，养其体，顺其性，安魂以寐酣。

病案

王某，女，48 岁。2023 年 8 月 26 日初诊。

主诉：反复失眠 20 年，加重 1 周。

现病史：患者 20 年前无明显诱因出现失眠，入睡困难，易醒，伴烦躁，曾口服安眠药治疗，效果不佳，近 1 周因生气后失眠程度较前加重，甚则彻夜不寐，为行中医治疗，就诊于我院门诊。刻下症：眠差，入睡困难，每晚最多睡 3 ～ 4 小时，易醒，醒后难入睡，乏力倦怠，心情烦躁，口干口苦，纳可，偶有腹胀，大便不成形，小便利，舌红，苔少，脉弦细数。

中医诊断：不寐（气郁化火，阴虚阳亢）。

西医诊断：失眠。

中医治法：疏肝泻火，养阴安神。

处方：柴胡12g，黄芩15g，丹参15g，白芍30g，姜半夏30g（先煎），夏枯草30g，珍珠母30g（先煎），磁石30g（先煎），香附15g，生麦芽30g，百合15g，生地黄15g。14剂，每日1剂，水煎，早、晚2次分服。

2023年9月9日二诊：患者诉服上方后入睡困难较前明显好转，30分钟即可入睡，偶有易醒，心情舒畅，口干口苦改善，腹胀消失，大便较前成形，仍有乏力，舌脉同前。上方加黄芪15g，白术15g。14剂，煎服法同前。

2023年9月23日三诊：患者诸症缓解，未诉不适。

【按】失眠乃临床常见病症，若久不痊愈则危害甚多，不但对正常工作有所影响，且可诱发心脑血管疾病以及精神障碍等诸多疾患。本案患者患失眠长达二十载，当属中医学"不寐"之范畴。观患者心情烦躁、口干口苦、舌红苔少及脉弦细数之象，与气郁化火、阴虚阳亢之不寐特征相符。盖因肝气郁滞，郁久化火，火邪灼伤阴液，遂致阴虚阳亢。阴虚而不能制阳，阳亢则扰乱心神，故而发为失眠；肝火上炎，灼伤津液、耗损正气，故见口干口苦、体倦乏力；肝气横逆，克伐脾土，致脾失健运，故而出现腹胀、大便不成形之症。治宜疏肝泻火、养阴安神之法。所用处方以安神助眠汤加减。方中柴胡、黄芩、姜半夏、夏枯草可疏利少阳、清泻肝火，恰对气郁化火之病机；丹参、白芍能滋补肝阴，使肝体得以滋养；珍珠母、磁石可敛降肝阳、重镇安神，助眠之效甚佳；香附、生麦芽可疏肝解郁，顺遂肝之条达之性。另加百合、生地黄以增强养阴之效。全方将清肝、养肝、镇肝、疏肝诸法并用。至二诊时，患者入睡困难之症明显好转，诸症皆有改善，唯仍感乏力，故加黄芪、白术以健脾益气，助气血化生，使正气渐复。经三诊，患者诸症皆得缓解。

于本案用药而言，姜半夏与夏枯草之配伍甚为精妙。半夏禀受至阴之气而生，夏枯草得至阳之气而长。二者相配，一阴一阳，正合中医学"阴阳互根"之理论，可调和人体阴阳，令机体恢复平衡，进而改善失眠之症。再者，本案中姜半夏用量达30g，吴鞠通曾有"一两降逆，二两安眠"之论。且姜半夏与夏枯草皆具降泄之效，正合"降其气即所以敛其阳"之要旨。

第八节　止泻灵效方

慢性泄泻，乃常见消化系统之顽疾，病程漫长。患者往往反复出现大便次数增多之症状，便质稀溏，甚者如水样，且常伴有腹痛、腹胀、肠鸣等诸多不适。其发病缘由，多为脾胃虚弱，致运化失司；或肾阳不足，命门火衰，难以温煦脾土；亦可能因肝郁乘脾，致使肝脾不和。长期罹此病症，患者身体渐趋虚弱，乏力倦怠，营养吸收欠佳，对生活质量造成严重影响。笔者于临床之中深刻认识到，慢性泄泻之病位主要在于肝、脾、肾，故而在治疗之际常常从健脾、缓肝、补肾之法入手。在反复临证过程中，历经对方药的不断验证与尝试，终形成较为有效的治疗慢性泄泻经验方剂。该方名为止泻灵效方，乃化裁痛泻要方、四神丸、理中汤而得。其具体药物包括陈皮 15g，苍术 15g，炒白术 15g，防风 30g，白芍 30g，吴茱萸 10g，补骨脂 10g，附子 15g（先煎），干姜 10g，肉豆蔻 10g，葛根 30g，炙甘草 5g。方中陈皮、炒白术、防风、白芍此为痛泻要方之意。苍术、陈皮理气健脾，燥湿化痰，可助脾胃运化，防止湿邪内生。炒白术健脾益气，燥湿利水，恢复脾之健运功能，以止泄泻。防风散肝舒脾，升阳止泻，且能胜湿止痛，与白术、陈皮配合，调肝脾、祛湿邪。白芍柔肝缓急止痛，可缓解慢性泄泻中因肝旺克脾引起的腹痛等症状。吴茱萸散寒止痛，温脾益肾；补骨脂补肾助阳，温脾止泻。二者合用，针对肾阳不足、脾肾阳虚所致的慢性泄泻，可增强温补肾阳、暖脾止泻之效。附子大热，温肾助阳，散寒止痛；干姜、肉豆蔻温中散寒。三者配伍，大力温阳散寒，振奋脾肾之阳，恢复脾运肾温之功能，对脾肾阳虚型慢性泄泻效果显著。葛根升阳止泻，能鼓舞脾胃清阳之气上升，对于慢性泄泻中清阳不升所致的大便稀溏有治疗作用。炙甘草调和诸药，又可补脾益气，增强全方健脾止泻的功效。该方剂从调肝脾、温肾阳、升清阳等多个角度综合治疗慢性泄泻。

病案

陈某，女，46 岁。2024 年 5 月 7 日初诊。

主诉：反复泄泻 2 年余。

现病史：患者 2 年余前因贪凉饮冷出现腹泻，伴腹痛，经治疗后症状缓解，但此后每因食凉、劳累或情绪波动即发作，大便每日 3～5 次，质稀溏，有时如水样，苦不堪言，为求中医治疗，就诊于我院门诊。刻下症：腹泻，伴腹痛，有里急后重之感，大便每日 3～5 次，质稀溏，神疲乏力，怕冷，纳差，腰膝酸软，眠尚安，小便少，舌淡胖，苔白滑，脉沉细。

中医诊断：泄泻（肝脾失调，肾阳不足）。

西医诊断：功能性腹泻。

中医治法：调和肝脾，温阳止泻。

处方：陈皮 15g，炒白术 15g，苍术 15g，防风 30g，白芍 30g，吴茱萸 10g，补骨脂 10g，附子 15g（先煎），干姜 10g，葛根 30g，木香 15g（后下），肉豆蔻 10g，炙甘草 5g。7 剂，每日 1 剂，水煎，早、晚 2 次分服。

2024 年 5 月 21 日二诊：患者诉服药后腹泻腹痛缓解，大便每日 2～3 次，较前成形，神疲乏力改善，怕冷减轻，食欲尚可，腰膝酸软亦缓解大半，小便利，舌脉同前。继服 14 剂，煎服法同前。

2024 年 6 月 4 日三诊：患者诉诸症缓解，余无不适。嘱其注意保暖，忌寒凉之物。

【按】患者反复泄泻之因由贪凉饮冷所致，盖寒邪损伤脾胃阳气，脾失健运，水湿内生，清浊不分，混杂而下，故而发为泄泻。且病情迁延不愈，每因食凉、劳累或情绪波动即发作，此为脾胃虚弱，运化失常，肝脾不和，肾阳不足之象。正如《景岳全书·泄泻》所言："泄泻之本，无不由于脾胃。"又《医宗必读·泄泻》云："肾为胃关，开窍于二阴，所以二便之开闭，皆肾脏之所主。"同时《黄帝内经》有云，"土得木而达"。然脾土虚弱，肝木易乘克脾土，故作泄泻、腹痛。大抵脾胃虚弱，气血生化乏源，故神疲乏力、纳差。肾阳不足，不能温煦机体，故怕冷、腰膝酸软。寒湿内停，故小便少。结合舌淡胖、苔白滑、脉沉细，四诊合参，因而诊断为"泄泻"，辨证属肝脾失调，肾阳不足证，治以调和肝脾、温阳止泻，方用止泻灵效方加减。方中苍术、陈皮理气健脾燥湿；木香行气化湿；炒白术健脾益气燥湿；防风散肝舒脾，升阳止泻；白芍柔肝缓急止痛，调和肝脾；吴茱萸散寒止痛，温脾益肾；补骨脂补肾助阳，温脾止泻；附子、干姜、肉豆蔻大热温肾助阳，散寒止痛；葛根升阳止泻；炙甘草调和诸药。二诊时患者神疲乏力改善、怕冷减轻、食欲尚可、腹泻腹痛缓解、大便较前成形、腰膝酸软缓解大半、小便利，说明方剂有效，脾肾阳虚及寒湿内阻之象得到改善。效不更方，继续巩固健脾、缓肝、补肾、升阳之效。三诊时患者诸症缓解，嘱其注意保暖，忌寒凉之物，以防病情复发。全方以健脾、调肝、补肾、升阳、利湿为法，攻补兼施，虽未用收敛固涩之品，亦获殊效，诚如经言"见泄休止泄"。

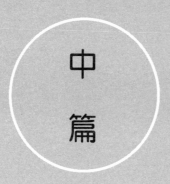

中篇

药物运用心得

第四章 风鳞集验

第一节 附子、半夏、细辛、白芥子治疗结节、肿瘤

附子，味辛、甘，性大热，有毒，归心、肾、脾经，具有回阳救逆、补火助阳、散寒止痛的功效。《神农本草经》谓其："味辛，温。主风寒咳逆邪气，温中，金创，破癥坚、积聚血瘕，寒温，踒躄拘挛，膝痛，不能行步。"半夏，味辛，性温，有毒，归脾、胃、肺经，具有燥湿化痰、降逆止呕、消痞散结的作用。《神农本草经》言其："味辛，平。主伤寒，寒热，心下坚，下气，喉咽肿痛，头眩，胸胀咳逆，肠鸣，止汗。"《本草备要》录有："燥湿痰，润肾燥，宣通阴阳。辛温有毒，体滑性燥，能走能散，能燥能润。和胃健脾，补肝润肾，除湿化痰，发表开郁，下逆气，止烦呕，发音声，利水道，救暴卒。治咳逆头眩，痰厥头痛，眉棱骨痛，咽痛胸胀，伤寒寒热，痰疟不眠，反胃吐食。"细辛，味辛，性温，有小毒，归肺、肾、心经，能祛风散寒、通窍止痛、温肺化饮。《神农本草经》曰："味辛，温。主咳逆，头痛脑动，百节拘挛，风湿，痹痛，死肌。久服明目，利九窍，轻身长年。"白芥子，味辛，性温，归肺、胃经，具有温肺豁痰利气、散结通络止痛的功效。《神农本草经疏》记载："芥，禀火金之气以生，而白芥则又得金气之胜，故味辛气温无毒。辛温入肺而发散，故有温中除冷、发汗瀹邪、豁痰利气之功。朱震亨云：痰在胁下及皮里膜外，非白芥子莫能达。古方控涎丹用之，正此义尔。"

【胡世平语】吾于临证，常以附子、半夏、细辛、白芥子疗寒痰湿致之结节、肿瘤诸疾。此四药之配，妙在既扶阳虚之本，又除寒痰之标。附子，辛甘大热有毒，归心、脾、肾经。其性如烈焰，具回阳救逆、补火助阳、散寒止痛之效。于阳虚之证，可温煦脏腑，振阳驱寒，为疗寒痰湿疾之主将。半夏，辛温有毒，归脾、胃、肺经，善燥湿化痰、降逆止呕、消痞散结。其若清道夫，除寒痰湿邪，和胃畅气，为祛寒痰之良剂。细辛，辛温

有小毒，归肺、肾、心经，能祛风散寒、通窍止痛、温肺化饮，斩寒邪之根，与三药合，增散寒之力，止患者之痛。白芥子，辛温，归肺、胃、经，有温肺豁痰利气、散结通络止痛之功，治寒痰湿阻之证。此四味配伍，精当绝伦。附子扶阳，治本；三药除痰，治标。四药合力，攻寒痰湿之疾。

第二节　姜半夏、薏苡仁、珍珠母、磁石治疗顽固性失眠

《神农本草经》谓半夏："味辛，平。主伤寒，寒热，心下坚，下气，喉咽肿痛，头眩，胸胀咳逆，肠鸣，止汗。"半夏，味辛，性温，有毒，归脾、胃、肺经，具有燥湿化痰、降逆止呕、消痞散结的功效。此外，半夏能交通阴阳，使阳入于阴而寐。其性温燥，可化湿痰，对于因痰湿内阻、胃气不和所致的失眠有较好的疗效。薏苡仁，《神农本草经》记载："味甘，微寒。主筋急拘挛，不可屈伸，风湿痹，下气。"珍珠母，味咸，性寒，归肝、心经，具有平肝潜阳、安神定惊、明目退翳的功效。珍珠母质重性寒，善平肝潜阳，对于肝阳上亢所致的头晕目眩、烦躁失眠等有较好的疗效。其安神定惊之效可用于心悸失眠、惊痫癫狂等症。《神农本草经》谓磁石："味辛，寒。主周痹风湿，肢节中痛，不可持物，洗洗酸消，除大热烦满及耳聋。"虽未言及治疗失眠之能，但磁石重镇安神作用较强，能镇摄浮阳，安定神志，对于阴虚阳亢所致的失眠、心悸、耳鸣等有良好的治疗效果。

【胡世平语】吾于临证之时，常以姜半夏、薏苡仁、珍珠母与磁石治疗顽固性失眠且易醒的患者。姜半夏、薏苡仁为半夏秫米汤化裁而来，半夏秫米汤出自《黄帝内经》，是治疗失眠的有效方剂。姜半夏大剂量具有镇静安神作用，除此之外，与薏苡仁相伍能够健脾化痰祛湿，从而起到辅助睡眠的作用。联合珍珠母与磁石，盖失眠日久，阴血渐耗，阳无所附，游离于外，此时若单纯施用安神之类药物，往往难收良效。珍珠母、磁石，此二者皆为质重性寒之品，具重镇安神、潜阳入阴之作用，配伍施用，协同增效，可大大增强安神定志之效果，对于顽固性失眠，可使游离之阳得以潜藏，心神得安，睡眠自稳。尽管二者性寒质重，脾胃虚弱者服用恐损伤脾胃阳气，但与姜半夏、薏苡仁相配，则可缓和药物性寒质重之力。临证之时，姜半夏、薏

苡仁、珍珠母、磁石均为 30g 起，往往能收获良效。

第三节　黄芪、肉苁蓉、生白术、枳实治疗老年顽固性便秘

《本草备要》记载黄芪："补气，固表，泻火。甘温。生用固表，无汗能发，有汗能止。温分肉，实腠理，泻阴火，解肌热。炙用补中，益元气，温三焦，壮脾胃（脾胃一虚，土不能生金，则肺气先绝。脾胃缓和，则肺气旺而肌表固实。补中即所以固表也）。"《玉楸药解》录有："肉苁蓉，暖腰膝，健骨肉，滋肾肝精血，润肠胃结燥。"《医学启源》总结白术功效："能除湿益燥，和中益气……其用有九：温中一也；去脾胃中湿二也；除胃热三也；强脾胃，进饮食四也；和胃，生津液五也；主肌热六也；治四肢困倦，目不欲开，怠惰嗜卧，不思饮食七也；止渴八也；安胎九也。"枳实，《神农本草经》中记载："味苦，寒。主大风在皮肤中，如麻豆苦痒，除寒热结，止利，长肌肉，利五脏，益气轻身。"《本草备要》曰枳实："泻，破气，行痰。苦酸微寒。其功皆能破气。气行则痰行喘止，痞胀消，痛刺息，后重除。治胸痹结胸，食积五膈，痰癖癥结，呕逆咳嗽，水肿胁胀，泻痢淋闭，痔肿肠风。除风去痹，开胃健脾。"

【胡世平语】吾于临证之时，善将黄芪、肉苁蓉、生白术、枳实四药合用治疗老年性顽固性便秘。老年患者多兼气虚津亏，肠腑瘀滞。黄芪、肉苁蓉、生白术、枳实四药配伍，独具匠心。黄芪能够补气生血，枳实可以下气行滞，二者联用，可以补而不滞，行而不伤。肉苁蓉益精润肠，生白术补脾生津，二者联用则肠燥津枯得解。此外，黄芪、白术补气健脾药配伍枳实，一升一降，一补一消，使气机升降有序，胃肠功能恢复正常。四药合用，补气而不壅滞，润肠而不滋腻，破气而不伤正，标本兼治，针对老年顽固性便秘的病因病机，全面调理。

第四节　大黄、牵牛子治疗顽固性腹水

《神农本草经》记载大黄："味苦，寒。主下瘀血，血闭，寒热，破癥

瘕积聚，留饮宿食，荡涤肠胃，推陈致新，通利水谷，调中化食，安和五脏。"大黄善通利大便。《名医别录》谓牵牛子："味苦，寒，有毒。主下气，治脚满水肿，除风毒，利小便。"牵牛子善于通利二便，能使水湿之邪从二便排出，对于水肿胀满、二便不通等实证有显著的泻下作用。

【胡世平语】大黄、牵牛子组合出自舟车丸、疏凿饮子等方剂。吾于临证中常用大黄、牵牛子配伍治疗顽固性的水肿，尤其适用于全身浮肿，按之凹陷，小便短少，大便干结的患者。二者联用，通过大小便发挥利水消肿的作用。由于大黄和牵牛子均为苦寒之药，且牵牛子有毒，在使用这对药治疗水肿时需谨慎。对于脾胃虚寒者，应慎用或配伍健脾和胃之药，以免损伤脾胃阳气。

第五节 合欢花、淮小麦治疗中重度抑郁

《神农本草经》谓合欢花："味甘，平。主安五脏，利心志，令人欢乐无忧。"合欢花对于因情志不遂所致的抑郁、忧愁、失眠等症状有着良好的缓解作用。淮小麦，《医林纂要》记载："除烦，止血，利小便，润肺燥。"淮小麦味甘，性凉，归心经，具有养心安神除烦的功效。合欢花与淮小麦配伍，二者相辅相成，相得益彰。合欢花长于解郁，能解心中郁闷之气；淮小麦偏于养心，可滋养心神，令心神得安。二者合用，一则可增强安神之力，更有效地改善患者睡眠质量，缓解因抑郁而伴发的失眠之苦；二则通过解郁与养心之协同作用，能更全面地调节患者情绪，减轻抑郁、焦虑等不良情绪，使患者之精神状态得以整体改善，恢复平和。

【胡世平语】吾于临证之时常喜用此药对治疗中重度抑郁，合欢花、淮小麦用量一般为30g起。此二者联合，既能解郁，又可缓解抑郁中出现的失眠焦虑等症状。此外，中重度抑郁患者多"神不使"，尽管药用对证亦难起效，然此二者能够调神促进药物吸收，因而取效非凡。临床配伍中加减如下：肝郁化火者，可加用栀子、淡豆豉清热泻火；心脾两虚者，可联用党参、白术、茯苓、炙甘草、酸枣仁；阴虚火旺者，可配合知母、黄柏、生地黄、百合等滋阴降火药物。

第六节　青皮、木香、蜈蚣治疗顽疾杂症

青皮,《本草纲目》谓:"破坚癖,散滞气,破下焦诸湿,治左胁肝经积气。"青皮苦、辛,温,归肝、胆、胃经,其气峻猛,有疏肝破气、消积化滞之功。《本草备要》中记载木香:"宣,行气。辛苦而温,三焦气分之药。能升降诸气,泄肺气,疏肝气,和脾气。"木香辛、苦,温,归脾、胃、大肠、三焦、胆经,其香气浓郁,能通行三焦之气。《神农本草经》录有蜈蚣:"味辛,温。主鬼疰蛊毒,啖诸蛇虫鱼毒,杀鬼物老精,温疟,去三虫。"蜈蚣味辛,性温,有毒,归肝经,具有息风镇痉、通络止痛、攻毒散结之效,走窜之力强。

【胡世平语】余临证之际,常以青皮、木香、蜈蚣治疗各类顽疾杂症。于病症涉及多个脏腑经络,且多种病理因素相互交织、错杂胶结之时,此三味药协同运用,功效卓然。青皮行气破积,使气滞得散,积滞得消;木香贯通上、中、下三焦,枢机畅转,令气机升降有序;蜈蚣走窜搜剔,攻无不克,无往不利。三者合力,引经入药,直达病所,故能应对多种疑难之症。如于肿瘤之治,与附子、半夏联用,可增强消肿散结之效,强强联手,直击病邪;治疗顽固性腹水时,与蟾皮、蝼蛄、大黄、牵牛子配伍,逐水祛瘀之力尤为迅捷。再如治疗前列腺增生、乳腺增生等病时,联合夏枯草、威灵仙、蒲公英,功效卓然。

第七节　丹参、红参、红花治疗心悸、气短、胸闷

丹参,《本草备要》谓:"补心,生血,去瘀。气平而降,味苦色赤,入心与包络。破宿血,生新血(瘀去然后新生),安生胎(养血),堕死胎(去瘀),调经脉,除烦热,功兼四物(一味丹参散,功同四物汤),为女科要药。"丹参具有活血祛瘀、通经止痛、清心除烦、凉血消痈之效。其色赤走血分,为活血化瘀之要药。红参,甘、微苦,温,归脾、肺、心、肾经,具有大补元气、复脉固脱、益气摄血的功效,尤其在补益心气方面

有着显著作用。红花，《本草发挥》谓："洁古云：破留血，神验。入心养血，谓其苦温，为阴中之阳，故入心。"红花活血之力较强，能行散瘀血，畅通经络。

【胡世平语】 余临证数十载，于治疗心悸、气短、胸闷之症时，常运用丹参、红参、红花这一组合。丹参与红花，二者皆为活血化瘀之佳品，且丹参独具养血之能。二者配伍，一则可大大增强活血通瘀之力，使瘀血无所遁形；二则养血活血相互为用，能避免活血化瘀之法过度而伤及正气。红参大补心气，当与丹参、红花配伍时，气血并调，相得益彰。如此，可使瘀血得去而新血得生，既消除了瘀血阻滞之患，又避免了因单纯活血而耗伤正气之弊。

第八节　玫瑰花、月季花、赤芍驻颜益容

《本草再新》记载，玫瑰花可以"舒肝胆之郁气，健脾降火。治腹中冷痛，胃脘积寒，兼能破血"。玫瑰花味甘、微苦，性温，归肝、脾经，具有行气解郁、和血、止痛之效。《本草纲目》谓月季花："【气味】甘、温，无毒。【主治】活血、消肿、敷毒。"月季花味甘，性温，归肝经，有活血调经、疏肝解郁之效。月季花与玫瑰花类似，也能疏肝理气、活血调经，但月季花的活血作用更为突出。《神农本草经》谓赤芍："主邪气腹痛，除血痹，破坚积，寒热，疝瘕，止痛，利小便，益气。"赤芍味苦，性微寒，归肝经，具有清热凉血、散瘀止痛之效。

【胡世平语】 吾于临证之际，于驻颜益容之法颇有心得，其中玫瑰花、月季花、赤芍三味药在驻颜益容之应用，颇具精妙。女性以肝为先，且多"郁"与"瘀"。玫瑰花，味甘、微苦，性温，入肝、脾二经。其香馥郁，善能行气解郁，且具调畅气血之能，令颜面气血和顺，容光焕发，于黄褐斑等色素性肌肤瑕疵之改善大有裨益。月季花，功在活血调经、疏肝解郁。其活血之力尤甚，于调节女子内分泌失调之症卓有成效。月季花与玫瑰花相伍，疏肝理气、活血之功相得益彰，共促面部气血周流，增肌肤之光泽。赤芍，清热凉血、散瘀止痛乃其能事。血分有热，易上犯于面，致皮肤红、痒，痤疮红肿，赤芍可清血中热毒；又因瘀血可碍气血运行，致面色不佳，

赤芍能破瘀血，通血络，使面部气血通畅，肌肤重现生机。

第九节　白芍、枸杞子、女贞子、谷精草治疗干眼症

《滇南本草》谓白芍："主泻脾热，止腹疼，止水泄，收肝气逆疼，调养心肝脾经血，舒经降气，止肝气痛。"白芍具有养血调经、敛阴止汗、柔肝止痛、平抑肝阳之效。枸杞子，《药性本草》中记载"能补益精诸不足，易颜色，变白，明目，安神"。女贞子，《神农本草经疏》录有："女贞子，气味俱阴，正入肾除热补精之要品，肾得补，则五脏自安，精神自足，百病去而身肥健矣。其主补中者，以其味甘，甘为主化，故能补中也。此药有变白明目之功，累试辄验，而经文不载，为阙略也。"女贞子为补益肝肾之佳品，性质平和，补而不腻。《本草纲目》中记载谷精草治"头风痛，目盲翳膜，痘后生翳，止血"，具有疏散风热、明目退翳之效。

【胡世平语】吾临证以来，常以白芍、枸杞子、女贞子、谷精草治疗干眼症。在中医博大精深的理论体系中，人体脏腑经络相互关联，而眼与肝脏之关系尤为紧密。肝开窍于目，目得肝血之濡养方能视物清晰、润泽有神。且肝肾同源，乙癸互用，肾水滋养肝木，肝血可化肾精，二者在生理上相互依存，病理上亦相互影响。吾经长期临床观察与体悟，认为干眼症之发病，其根本多责于肝肾亏虚。或因患者禀赋不足，肝肾之精素亏；或因后天劳损，如久视伤血、劳倦过度、房事不节等，耗伤肝肾之阴。肝肾亏虚，则目失所养，阴血不足，目窍失润，干涩之症遂生。同时，当今之人，生活节奏快，或外感风热之邪，或因情志不舒，肝郁化火，或长期用眼，虚火内生，热邪上扰，亦常为干眼症发病之兼证。白芍、枸杞子、女贞子三味，实乃滋养肝肾、补血养阴之要药。此三味药相互配伍，协同增效，从根本上着力，以改善肝肾阴虚、血亏之状态，为眼目提供充足之阴血滋养，使目之干涩、疼痛等症得以缓解。而谷精草，味辛、甘，性凉，归肝、肺经，其疏散风热、明目退翳之功甚著。在干眼症之证型中，无论是外感风热之邪，还是内生虚火上炎，谷精草皆能发挥其疏散之效。其可清解眼部之风热，使气血通畅，目窍通利。同时，其明目退翳之功可消除因风热或气血不畅所致之目翳，缓解视物模糊之症，针对干眼症可能伴随

之风热或眼部气血不畅等标证进行精准治疗。如此，白芍、枸杞子、女贞子与谷精草四药配伍，标本兼治，相得益彰，既能有效缓解干眼症之眼干、眼涩、疼痛、视物模糊等诸般不适症状，又可从整体上调节机体之肝肾阴血平衡，使脏腑功能协调，气血冲和。

第五章　解表清热退热类

第一节　柴胡、金银花

柴胡，《本草备要》记载："发表和里，退热升阳。苦平微寒，味薄气升为阳。主阳气下陷，能引清气上行，而平少阳、厥阴之邪热。宣畅气血，散结调经，为足少阳（胆）表药。"另外，该书对金银花功效的描述为"泻热，解毒。甘寒入肺。散热解毒"。

【胡世平语】柴胡与金银花，乃吾在临床诊治外感热病过程中极为常用的一对组合。柴胡，其味辛、苦，性微寒，归肝、胆经。柴胡在诸多方面发挥着重要作用。其一，在解表领域，柴胡善于疏散少阳半表半里之邪。当人体出现寒热往来之症状时，柴胡往往能展现出卓越的疗效。其二，柴胡还具有疏肝解郁之效，可条达肝气，对于肝郁气滞所引发的胸胁胀痛等症有着良好的调节作用。其三，柴胡又有升举阳气之能，可用于治疗气虚下陷所致的脏器脱垂等病症。金银花，味甘，性寒，归肺、心、胃经，主要功效为清热解毒与疏散风热。在热毒疮痈、咽喉肿痛等方面，金银花有着显著的解毒作用，能够快速、有效地缓解热毒之症。同时，在风热感冒初期，金银花能够充分发挥其疏散风热之功用，减轻发热、头痛、咳嗽等不适症状。柴胡与金银花配伍，具有多重重要作用。一方面，二者协同增效显著。柴胡的解表退热与金银花的疏散风热相互结合，极大地增强了对外感风热之邪的疏散力度。在风热感冒以及温病初起之际，两者配伍使用能够更有效地降低体温，切实减轻发热、恶寒、头痛等一系列症状。另一方面，二者又相互制约。柴胡虽为微寒之品，但具有升散之性，而金银花性寒，具备清热解毒、清热凉血之功效。两者配伍之时，金银花的寒性能够在一定程度上制约柴胡的升散之性，从而有效防止柴胡过于升散而引发阳气上亢等不良反应。与此同时，柴胡的辛散特性又可以防止金银花过于寒凉而导致气机凝滞。

第二节　荆芥、防风

《神农本草经》记载荆芥:"味辛,温。主寒热,鼠瘘,瘰疬生创,破结聚气,下瘀血,除湿痹。"《本草备要》记载防风:"宣。发表,去风,胜湿。辛甘微温,升浮为阳。搜肝泻肺,散头目滞气,经络留湿。主上部见血,上焦风邪,头痛目眩,脊痛项强,周身尽痛,太阳(膀胱)经证。又行脾胃二经,为去风胜湿之要药,散目赤疮疡。"荆芥味辛,性微温,归肺、肝经,具有解表散风、透疹、消疮之功效。防风味辛、甘,性微温,归膀胱、肝、脾经,有祛风解表、胜湿止痛、止痉之效。

【胡世平语】在临床实践中,吾对荆芥与防风之应用主要聚焦于风邪为患之病症。其辨证要点涵盖外感风邪所致之恶寒、发热、头痛、身痛等表证,亦包括风疹瘙痒、风湿痹痛等诸般症状。荆芥与防风,二者皆具发散风邪之能,可使邪从表而解。荆芥轻扬透散,善于祛除在表之风邪;防风祛风之力甚强,乃"风药之润剂",可祛周身之风。二者联合施用,疏风解表之力倍增,能迅速缓解外感之症状。对于外感表证,无论风寒、风热皆可使用。若用于治疗风寒感冒,可加麻黄、桂枝等以增强辛温解表之力;若用于治疗风热感冒,可加薄荷、连翘等以增添疏风清热之功效。在临床应用中,荆芥与防风这一对药是治疗风邪所致病症的常用配伍。

第三节　桑叶、菊花

桑叶和菊花都有疏散风热的作用。《本草备要》记载:"桑叶甘寒。手、足阳明(大肠、胃)之药,凉血燥湿,去风明目。"《本草备要》记载菊花:"祛风温,补肺肾,明目。味兼甘苦,性禀平和,备受四气,饱经霜露,得金、水之精居多,能益金、水二脏,以制火而平木。木平则风息,火降则热除。故能养目血,去翳膜。治头目眩运,散湿痹游风。"

【胡世平语】吾于临证之中常以桑叶、菊花相伍用药,此组合化裁于

《温病条辨》之桑菊饮。在外感风热初起之际,其可解发热、头痛、咳嗽等症。风热之邪客于肌表,卫阳被遏则发热;风邪上扰清窍则头痛;肺气失宣则咳嗽。桑叶轻清疏散,善走肺络,清宣肺热;菊花辛凉轻透,善解肝经风热。二者相须为用,协同增效。桑叶、菊花相伍,其理法精妙。桑叶主入肺经,菊花兼入肝经。肺主皮毛,肝主风木。外感风热之邪,多从皮毛而入,肺卫首当其冲,而后内传于肝。桑叶清宣肺卫风热,菊花清肝经风热,使风热之邪无处遁形。二者配伍,既疏表邪,又清肝热,还能明目。诚如《重庆堂随笔》所云:"桑菊二味,纯以清疏为用,以肺为清虚之脏,微辛则散,微苦则降,所以能清泻肺火,宣扬肺气而平疏风木。"在临床运用时,可视患者具体病情、体质差异,斟酌用药剂量及随症加减。若热盛者,可加金银花、黄芩等增强清热之力;咳嗽甚者,加杏仁、桔梗等以止咳平喘;咽痛者,配玄参、板蓝根等解毒利咽。桑叶、菊花相伍,是治疗外感热证的经典对药组合,其配伍精当,疗效确切。

第四节　连翘、薄荷

连翘,《本草备要》记载:"轻,宣。散结,泻火。微寒升浮。形似心,苦入心,故入手少阴、厥阴(心、心包)气分而泻火,兼除手足少阳(三焦、胆)、手阳明经(大肠)气分湿热……为十二经疮家圣药。"薄荷,《本草备要》谓:"轻,宣。散风热。辛能散,凉能清,升浮能发汗。搜肝气而抑肺盛,消散风热,清利头目。"连翘味苦,性微寒,归肺、心、小肠经,具有清热解毒、消肿散结、疏散风热的功效。薄荷味辛,性凉,归肺、肝经,具有疏散风热、清利头目、利咽透疹、疏肝行气的功效。

【胡世平语】在临证之中,吾素来喜用连翘与薄荷来治疗外感热病所致之发热、咽痛等症。连翘与薄荷这一组合源于《温病条辨》之翘荷汤。《温病条辨·卷一·上焦篇》记载:"燥气化火,清窍不利者,翘荷汤主之。"此翘荷汤之组成,包括"薄荷一钱五分、连翘一钱五分、生甘草一钱、黑栀皮一钱五分、桔梗二钱、绿豆皮二钱"。连翘与薄荷的配伍,实乃精妙之组合。连翘性寒,善清热解毒、消肿散结,对于外感热病之热毒有着显著的清解作用。其归肺、心、小肠经，可针对肺经之热、心经之火以及小肠经之湿热进行有效清泻。而薄荷性凉，辛散之性可疏散风热，使邪从表解。其归肺、肝经，既能清利头目，缓解外感所致之头痛、目眩等症，又能疏肝行气，调节气机之不畅。在外感热病中，二者相互协同，共同发挥疏散风热、清热解毒之功效。尤其对于发热、咽痛等症状，连翘的清热解毒与薄荷的疏散风热相互配合，可迅速缓解病情。

第五节　麻黄、石膏

麻黄，《神农本草经》记载："味苦，温。主中风伤寒头痛，温疟，发表，出汗，去邪热气，止咳逆上气，除寒热，破癥坚积聚。"石膏，《本草备要》谓："体重，泻火。气轻，解肌。甘辛而淡，体重而降。足阳明经（胃）大寒之药。色白入肺，兼入三焦（诸经气分之药）。寒能清热降火，辛能发汗解肌，甘能缓脾益气，生津止渴。治伤寒郁结无汗，阳明头痛，发热恶寒，日晡潮热，肌肉壮热，小便赤浊，大渴引饮，中暑自汗，舌焦牙痛。又胃主肌肉，肺主皮毛，为发斑、发疹之要品。"麻黄味辛、微苦，性温，归肺、膀胱经，具有发汗散寒、宣肺平喘、利水消肿的功效。麻黄辛温发散，善开腠理，为发汗解表之要药。其宣肺平喘作用显著，对于风寒外束、肺气壅遏所致的喘咳实证有良好疗效。石膏味甘、辛，性寒，归肺、胃经，具有清热泻火、除烦止渴的功效。石膏大寒，善清泻气分实热，为清热泻火之要药。

【胡世平语】吾于临证之中常以麻黄、石膏相配治疗热证，该组合取自《伤寒论》中的麻杏甘石汤，为临床治疗外寒内热之证的常用药对。麻黄发汗解表，石膏清热泻火。二者配伍，对于外有风寒表邪、内有郁热的病证，可起到解表清热的双重作用。麻黄散表寒，使邪从表解；石膏清里热，防止热邪内传。此外，麻黄性温，有发汗之力，但温燥之性易伤津，与石膏配伍后，石膏的寒性可制约麻黄的温燥之性，使其发汗而不伤津。同时，麻黄的宣散作用也可防止石膏寒凉太过，凝滞气机，使石膏寒凉之性得缓。石膏性寒，清热泻火之力强，但过于寒凉易伤脾胃，与麻黄配伍后，麻黄的温性可缓和石膏的寒凉之性，使其清热而不伤脾胃。

第六节　青蒿、鳖甲

青蒿,《本草备要》记载:"泻热,补劳。苦寒。得春木少阳之令最早,故入少阳、厥阴(肝胆)血分。治骨蒸劳热,蓐劳虚热,风毒热黄,久疟久痢,瘙疥恶疮,鬼气尸疰,补中明目。"《本草备要》谓鳖甲:"补阴,退热。咸平属阴,色青入肝。治劳瘦骨蒸,往来寒热,温疟疟母,腰痛胁坚,血瘕痔核,经阻产难,肠痈疮肿,惊痫斑痘,厥阴血分之病。"青蒿味苦、辛,性寒,归肝、胆经,具有清虚热、除骨蒸、解暑热、截疟的功效。青蒿苦寒清热,辛香透散,长于清透阴分伏热,为治疗阴虚发热、骨蒸劳热之要药。同时,青蒿还具有解暑热、截疟等作用,可用于暑热外感、疟疾等病症。鳖甲味咸,性寒,归肝、肾经,具有滋阴潜阳、退热除蒸、软坚散结的功效。鳖甲咸寒质重,入肝、肾经,既能滋阴清热,又能潜阳息风,为治阴虚阳亢、虚风内动之常用药。

【胡世平语】吾于临证之中,擅以青蒿、鳖甲治疗阴虚发热之症。此组合化裁于青蒿鳖甲汤,《温病条辨·卷三·下焦篇》中有载:"夜热早凉,热退无汗,热自阴来者,青蒿鳖甲汤主之。"其组成为"青蒿二钱、鳖甲五钱、细生地四钱、知母二钱、丹皮三钱"。青蒿与鳖甲皆具清虚热、除骨蒸之作用。二者配伍,可显著增强清虚热之功效,对于阴虚发热、骨蒸劳热等病症疗效颇佳。青蒿善清透阴分伏热,鳖甲长于滋阴潜阳,退热除蒸。二者合用,可使阴分伏热得以清透,阴虚内热得以有效缓解。

第七节　知母、黄柏

《神农本草经》谓知母:"味苦,寒。主消渴,热中,除邪气,肢体浮肿,下水,补不足,益气。"《本草备要》言黄柏:"泻相火,补肾水。苦寒微辛,沉阴下降。泻膀胱相火,补肾水不足,坚肾润燥,除湿清热。疗下焦虚,骨蒸劳热,诸痿瘫痪。"知母,味苦、甘,性寒,归肺、胃、肾经,具有清热泻火、滋阴润燥之效。其清热泻火之力甚强,善清上、中、下三焦之热，对肺热咳嗽、胃热口渴、肾阴虚火旺等疗效甚佳；且能滋阴润燥，于阴虚内热、肠燥便秘之治，成效显著。黄柏，味苦，性寒，归肾、膀胱、大肠经，主要功效为清热燥湿、泻火解毒、除骨蒸。其清热燥湿作用突出，对于下焦湿热所致之痢疾、黄疸、带下、淋证等疗效颇好；其泻火解毒之功可用于热毒疮疡等症；除骨蒸则常应用于阴虚火旺、骨蒸潮热之情况。

【胡世平语】知母与黄柏之组合，乃吾临证常用之清热药对。其一，知母与黄柏皆具清热泻火之效，二者配伍，可使清热降火之功效更为全面，能有效清涤三焦之热。其二，针对阴虚火旺之证，知母可滋阴润燥，黄柏能除骨蒸。二者相伍，可增强滋阴降火之作用。如肾阴虚所致之腰膝酸软、遗精、盗汗、骨蒸潮热等症状，知母与黄柏合用，能滋养肾阴、清泻相火，使阴虚得补，火旺得降。

第六章　清利咽喉类

第一节　桔梗、紫苏梗、生甘草

桔梗，《本草备要》载其可"清利头目咽喉，开胸膈滞气。凡痰壅喘促、鼻塞目赤、喉痹咽痛、齿痛口疮、肺痈干咳、胸膈刺痛、下痢腹痛、腹满肠鸣，并宜苦梗以开之"。桔梗，味苦、辛，性平，归肺经，具宣肺、祛痰、利咽、排脓等功效，正如《珍珠囊》所言，"疗咽喉痛，利肺气，治鼻塞，为舟楫之剂"。《得配本草》谓紫苏梗："疏肝利肺，理气和血，解郁止痛，定嗽安胎。"紫苏梗味辛、甘，性微温，归肺、脾、胃经。其辛散之性可使肺气得以宣通。生甘草，味甘，性平，归心、肺、脾、胃经，有补脾益气、清热解毒、祛痰止咳、缓急止痛、调和诸药之效。《名医别录》记载甘草"主温中，下气，烦满，短气，伤脏，咳嗽，止渴，通经脉，利血气，解百药毒"。叶天士擅用紫苏梗、桔梗治疗肺系疾病。其认为二者相合，具有辛开苦降、表里双解之效。桔梗与生甘草这一用药组合源自《伤寒论》，原书记载："少阴病，二三日，咽痛者，可与甘草汤；不瘥者，与桔梗汤。"桔梗汤方为"桔梗一两""甘草二两"。桔梗与生甘草配伍，桔梗善于开宣肺气，促使痰液排出；生甘草则祛痰止咳。二者协同，可显著增强宣肺祛痰之效。

【胡世平语】吾于临证之际，常以桔梗、紫苏梗、生甘草治疗肺系疾病。若遇咳嗽痰多、质稠难以咳出之症，可加用杏仁、贝母等以增强止咳化痰之力；对于肺痈，可加用鱼腥草、芦根等清热解毒、排脓；若咽喉不利，可加用薄荷、牛蒡子等以增强利咽之效；若疼痛较为严重，可加用玄参、射干。

第二节　牛蒡子、玄参

牛蒡子，味辛、苦，性寒，归肺、胃经，具有疏散风热、宣肺透疹、解毒利咽等功效。《本草备要》记载牛蒡子："泻热，解毒。辛平。润肺解热，散结除风。利咽膈，理痰嗽，消斑疹，利二便，行十二经，散诸肿疮疡之毒，利腰膝凝滞之气。"玄参，味甘、苦、咸，性寒，归肺、胃、肾经，具有清热凉血、滋阴降火、解毒散结等功效。《本草备要》记载玄参："补水，泻无根之火。苦咸微寒。色黑入肾。能壮水以制火，散无根浮游之火，益精明目，利咽喉，通二便。"

【胡世平语】牛蒡子、玄参是吾临证治疗咽喉疾病的经典对药，牛蒡子解毒利咽，直攻热毒之邪，缓解咽喉肿痛之症。玄参滋阴降火且解毒散结，一方面可滋阴以制火，防止热邪伤阴；另一方面又能增强解毒散结之力，与牛蒡子协同作用，共同对抗热毒。二者相辅相成，相得益彰，无论是急性咽炎、扁桃体炎，还是其他热毒上攻咽喉之病症，皆能发挥卓越疗效。

第三节　木蝴蝶、凤凰衣

《滇南本草》记载："千张纸（木蝴蝶），此木实似扁豆而大，中实如积纸，薄似蝉翼，片片满中，故有兜铃千张纸之名。入肺经，定喘，消痰。"木蝴蝶，味微苦、甘，性凉，归肺、肝、胃经，具有清肺利咽、疏肝和胃的功效。其善清肺热，利咽喉，对于肺热咳嗽、咽喉肿痛等有良好的治疗效果。《饮片新参》录有："凤凰衣，清肺热，开声喑，治虚咳，生津。"凤凰衣，味甘，性平，入肺经，养阴润肺，为治失音之要药。

【胡世平语】吾于临证之时，常以木蝴蝶、凤凰衣治疗肺气不利所致的喑哑之症。二药相互配伍，其药力可径直抵达肺经。二者功效相辅相成，一者主散，一者主开，一者具清润之性，一者呈清利之态。此对药组合尤其适用于肺气郁闭之证，当肺气失于宣畅之际，声道亦随之失利，进而导致音哑之症。此正如中医所言"金实无声"，肺在五行中属金，当肺气郁闭，邪实阻滞之时，就如同被堵塞的器物一般，难以发出正常之声。在临床应用中，对于此类因肺气郁闭而致音哑的患者，巧妙运用此二药配伍，可有效疏散肺气之郁闭，恢复肺气的宣畅之性，使声道重新通畅，从而缓解音哑症状。

第四节　山豆根、芦根、板蓝根

山豆根，《本草备要》记载："泻热，解毒。苦寒。泻心火以保金气，去肺、大肠之风热，消肿止痛。治喉痛喉风，龈肿齿痛，喘满热咳，腹痛下痢，五痔诸疮。解诸药毒，敷秃疮、蛇狗蜘蛛伤，疗人、马急黄。"山豆根，味苦，性寒，归肺、胃经，具有清热解毒、消肿利咽的功效，善治火毒蕴结之咽喉肿痛，为治疗咽喉肿痛的要药。芦根，《本草备要》录有："泻热，止呕。甘益胃，寒降火。治呕哕反胃，消渴客热，伤寒内热。止小便数，能解鱼、蟹、河豚毒。"芦根，味甘，性寒，归肺、胃经，具有清热泻火、生津止渴、除烦、止呕、利尿等功效。《本草便读》云："板蓝根即靛青根，其功用性味与靛青叶同，能入肝胃血分，不过清热、解毒、辟疫、杀虫四者而已。但叶主散，根主降，此又同中之异耳。"板蓝根，味苦，性寒，归心、胃经，具有清热解毒、凉血利咽的功效。

【**胡世平语**】吾于临证之时，山豆根、芦根、板蓝根常用于治疗咽喉肿痛尤甚者，自拟为"三根汤"。此三者相伍，药力可径直深入肺胃之经。山豆根味苦性寒，板蓝根味苦性寒，芦根味甘性寒，三药各具特性。其一凉一寒一苦，共同彰显出其清热泻火之效；一泻一解一清，山豆根善泻热毒，板蓝根能解邪毒，芦根可清内热。此三药组合，尤其适用于热毒壅盛之证。当肺胃之中热邪阻滞，咽喉便会不利，进而导致肿痛之症。此正如古人所言"热壅咽痛"，肺胃热邪积聚，犹如火焰熊熊，灼烧咽喉之地，使其肿痛难耐。在临床实践当中，对于此类因热毒壅盛而致咽喉肿痛之患者，巧妙运用三根汤，可有效地清泻热毒、解除邪毒、清除内热，使肺胃之热邪得以消散，咽喉之肿痛得以缓解，特别适用于急性咽炎、急性扁桃体炎等疾病。需要指出的是，山豆根有一定的毒性，使用时应注意剂量和疗程，避免中毒，常用量为 3～6g。

第七章 止咳化痰平喘类

第一节 桔梗、前胡

桔梗味苦、辛，性平，归肺经，具有宣肺、利咽、祛痰、排脓的功效。《本草备要》记载桔梗："宣。通气血，泻火，散寒，载药上浮。苦辛而平。色白属金，入肺（气分）泻热，兼入手少阴心、足阳明胃经……为诸药舟楫，载之上浮，能引苦泄峻下之剂……"前胡味苦、辛，性微寒，归肺经，具有降气化痰、散风清热的功效。《本草备要》谓前胡："宣，解表；泻，下气。治风痰。辛以畅肺解风寒，甘以悦脾理胸腹，苦泻厥阴（肝）之热，寒散太阳（膀胱）之邪。性阴而降，功专下气，气下则火降而痰消。"

【胡世平语】在临证之中，吾常用桔梗配伍前胡来治疗外感风热或痰热蕴肺所致之咳嗽痰多等症。清代江涵暾所著之《笔花医镜》记载桔梗前胡汤，"桔梗一钱，前胡一钱五分……主治肺气闭塞闷咳"。桔梗辛开苦泄，性平且善上行，专走肺经，善开宣肺气，祛痰利咽；前胡辛开苦降，肺经之专药也，降肺气，化痰浊，又兼宣散风热之功。二者配伍，一宣一降，肺气得宣，风热得散，痰热得清，实乃治疗咳嗽咳痰之精妙组合。

第二节 紫菀、款冬花

紫菀味苦、辛、甘，性微温，归肺经，具有润肺下气、化痰止咳的功效。《本草备要》记载紫菀："润肺，泻火。辛温润肺，苦温下气。补虚调中，消痰止渴。"款冬花味辛、微苦，性温，归肺经，具有润肺下气、止咳化痰的功效。《本草备要》谓款冬花："润肺，泻热，止嗽。辛温纯阳。泻热润肺，消痰除烦，定惊明目……为治嗽要药，寒热虚实，皆可施用。"

【胡世平语】临证时吾常用紫菀配伍款冬花治疗外感、内伤所致之多种咳嗽，正如《本经疏证》所云："故《千金》《外台》，凡治咳逆久咳，并用紫菀、款冬者，十方而九。"《备急千金要方》记载"紫菀二两，款冬花三两"，主治"三十年嗽"，名为紫菀散。紫菀味甘、苦、辛，能润能泻，温而不燥，偏于润肺下气、化痰开郁；款冬花味辛，但性却不烈，温而不燥，偏于镇咳下气、润肺祛痰。二者配伍，甘温润肺，使肺气宣降有序，祛邪而不伤正，实乃治疗一切咳嗽之最佳组合，尤其适用于久病肺伤之人。

第三节　桑白皮、葶苈子

桑白皮味甘，性寒，归肺经，具有泻肺平喘、利水消肿的功效。《本草备要》记载桑白皮："泻肺，行水……甘辛而寒。泻肺火，利二便，散瘀血，下气行水，止嗽清痰。"葶苈子味苦、辛，性大寒，归肺、膀胱经，具有泻肺平喘、行水消肿的功效。《本草备要》谓葶苈子："大泻气秘，通，行水。辛苦大寒，属火性急。大能下气，行膀胱水。肿中水气膹急者，非此不能除。破积聚癥结，伏留热气，消肿除痰，止嗽定喘，通经利便。"

【胡世平语】临证时吾常用桑白皮配伍葶苈子治疗肺热壅盛及水气内停所致的痰饮咳喘、水肿等症。桑白皮归肺经，清泻肺火而平喘，通调水道以利水；葶苈子归肺、膀胱经，既清肺中痰火，又专泻肺中水饮，开肺气之壅闭而通调水道，行水消肿。二者相须为用，共奏清热泻肺、化痰平喘，泻肺利水、消肿除满之效。此外，葶苈子苦寒之性较强，药力峻猛，易伤正气；桑白皮甘寒，药性相对和缓。二者配伍，桑白皮可缓和葶苈子的峻烈之性，同时葶苈子也可增强桑白皮的泻肺利水之功，使全方在发挥疗效的同时，祛邪而不伤正。

第四节　陈皮、半夏

陈皮，味苦、辛，性温，归脾、肺经，具有理气健脾、燥湿化痰的功效。《本草备要》记载陈皮："能燥能宣，有补有泻，可升可降。辛能散，苦能燥能泻，温能补能和。同补药则补，泻药则泻，升药则升，降药则降。为脾肺气分之药。调中快膈，导滞消痰，利水破癥，宣通五脏，统治百病，皆取其理气燥湿之功。"半夏，味辛，性温，有毒，归脾、胃、肺经，具有燥湿化痰、降逆止呕、消痞散结的功效。《本草备要》谓半夏："燥湿痰，润肾燥，宣通阴阳。辛温有毒，体滑性燥，能走能散，能燥能润。和胃健脾，补肝润肾，除湿化痰，发表开郁。下逆气，止烦呕，发音声，利水道，救暴卒。"

【胡世平语】临证时吾常用陈皮、半夏相配伍治疗痰浊内停所致的咳嗽痰多、脘腹痞闷及胃寒呕吐等症。陈皮、半夏相须为用的经典方剂出自《太平惠民和剂局方》之二陈汤："半夏（汤洗七次）、橘红各五两，白茯苓三两，甘草（炙）一两半……治痰饮为患，或呕吐恶心，或头眩心悸，或中不快，或发为寒热，或因食生冷，脾胃不和。"二陈汤主要用于湿痰证的治疗。半夏辛温燥烈，长于燥湿化痰、降逆止呕；陈皮辛苦而温，擅于理气健脾、燥湿化痰。二者合用，半夏得陈皮之助，气顺而痰自消，化痰湿之力尤胜；陈皮得半夏之辅，痰除而气自下，理气和胃之功更著。二者共奏燥湿化痰、健脾和胃、理气止呕之功，为治疗湿痰证之最佳药对。

第五节　浙贝母、瓜蒌

浙贝母，味苦，性寒，归肺、心经，具有清热化痰止咳、解毒散结消痈的功效。《本草备要》记载贝母："宣。散结，泻热，润肺，清火。微寒，苦泻心火，辛散肺郁。润心肺，清虚痰。"瓜蒌，味甘、微苦，性寒，归肺、胃、大肠经，具有清热涤痰、宽胸散结、润燥滑肠的功效。《本草备要》谓："栝楼仁，泻火，润肺，滑肠，止血，治热痰。甘补肺，寒润下。能清上焦之火，使痰气下降，为治嗽要药。又能荡涤胸中郁热垢腻，生津止渴，清咽利肠，通乳消肿。"

【胡世平语】吾临证常用二者配伍治疗燥痰咳嗽。此药对见于《医学心悟》之贝母瓜蒌散："燥痰涩而难出，多生于肺，肺燥则润之，贝母瓜蒌散。"方中"贝母一钱五分，瓜蒌一钱，花粉、茯苓、橘红、桔梗各八分"，主治燥痰咳嗽。贝母主入肺经，清热化痰、润肺止咳；瓜蒌甘寒而润，功善清热涤痰、利气润燥，与贝母相须为用，增强清润化痰而止咳之力。二者相伍，一清一润，且润而不碍化痰，化痰而不伤津，使肺得清润而燥痰自化。

第六节　杏仁、紫苏子、五味子

杏仁，《本草备要》谓："泻肺，解肌，润燥，下气。辛苦甘温而利。"杏仁，味苦，性微温，有小毒，归肺、大肠经。杏仁之苦降之性能肃降肺气，肺气降则喘咳自平。紫苏子味辛，性温，归肺、大肠经，具有降气化痰、止咳平喘、润肠通便的功效。《本草备要》记载紫苏子："润心肺，尤能下气定喘，止嗽消痰，利膈宽肠，温中开郁。"《神农本草经》谓五味子："味酸，温。主益气，咳逆上气，劳伤羸瘦，补不足，强阴，益男子精。"五味子的酸收之性可敛肺气，对于久咳虚喘能收敛耗散之肺气，使肺气得以固摄。

【胡世平语】临证之际，吾用此三药治疗咳嗽气喘之症时，无论虚实，均可根据病情适当配伍使用。杏仁与紫苏子皆有降气止咳平喘之功，二者合用，降气化痰之力更强，能迅速缓解咳嗽、气喘之症，使上逆之肺气得以平复，且二者均具宽肠通便之能，肺与大肠相表里，通利大肠有助于肺气之肃降，对于咳嗽伴有便秘者尤为适宜。五味子之敛肺作用可防止肺气过度耗散，对于久病咳嗽、气喘之虚证尤为关键。同时，五味子与杏仁、紫苏子配伍，一敛一散，使肺气既能正常宣降，又不至于耗散太过。

第七节　干姜、细辛、五味子

干姜，味辛，性热，归脾、胃、肾、心、肺经，具有温中散寒、回阳通脉、温肺化饮的功效。《本草备要》记载干姜："燥，回阳。宣，通脉。生用辛温，逐寒邪而发表；炮则辛苦大热，除胃冷而守中。温经止血，定呕消痰，去脏腑沉寒痼冷……同五味利肺气而治寒嗽。"细辛，味辛，性温，有小毒，归心、肺、肾经，具有解表散寒、祛风止痛、通窍、温肺化饮的功效。《本草备要》谓细辛："宣。散风湿，补肝，润肾……虽手少阴（心）引经，乃足少阴（肾）本药，能通精气，利九窍……散结温经，破痰下乳，行血发汗。"五味子，味酸、甘，性温，归肺、心、肾经，具有收敛固涩、益气生津、补肾宁心的功效。《本草备要》谓五味子："补肺肾，涩精气。性温。五味俱备（皮甘、肉酸、核中苦辛，都有咸味），酸咸为多，故专收敛肺气而滋肾水。益气生津，补虚明目，强阴涩精，退热敛汗，止呕住泻，宁嗽定喘。除烦渴，消水肿，解酒毒。收耗散之气，瞳子散大。"

【胡世平语】临证时吾常用此三味药配伍治疗外感风寒，肺失宣肃，痰饮内停之证。《本草求原》曰："五味子……为咳嗽要药……先贤多疑外感用早，恐其收气太骤，不知仲景伤寒咳喘，小青龙汤亦用之，然必合细辛、干姜以升发风寒，用此以敛之，则升降灵而咳嗽自止，从无舍干姜而单取五味以治咳嗽者。"陈修园认为：干姜以司肺之开，五味子以司肺之合，细辛以发动其开合活动之机。吾以为干姜辛热，细辛辛温，可助阳散寒，温肺化饮；五味子酸甘敛肺，降逆止咳，并可防姜、辛过散之弊。仲景于《伤寒论》中用此三味药为主创制小青龙汤，开后世散、敛并用之先河，成为治疗寒饮喘咳的经典配伍。

第八章　健脾运脾醒脾消食类

第一节　苍术、白术

苍术，《本草备要》云："补脾燥湿。宣，升阳散郁。甘温辛烈。燥胃强脾，发汗除湿，能升发胃中阳气，止吐泻，逐痰水，消肿满，辟恶气，散风寒湿，为治痿要药。又能总解痰、火、气、血、湿、食六郁，及脾湿下流，肠风带浊。"白术，《本草备要》记载："补脾，燥湿。苦燥湿，甘补脾，温和中。在血补血，在气补气，无汗能发，有汗能止。燥湿则能利小便，生津液，止泄泻，消痰水肿满，黄疸湿痹。补脾则能进饮食，祛劳倦，止肌热，化癥癖。和中则能已呕吐，定痛安胎。"苍术，味辛、苦，性温，归脾、胃经，具有燥湿运脾、发汗解表、明目的功效。白术性温，味苦、甘，归脾、胃经，具有健脾益气、燥湿利水、止汗、安胎的功效。

【胡世平语】吾在临证中常将二药合用于脾虚湿困、纳运失常所致的脘腹胀满、食少便溏等症。白术、苍术皆入脾经，白术味甘、苦，功偏补气健脾；苍术味辛、苦，功偏燥湿健脾。二药合用，颇有法度。黄元御曾指出："白术守而不走，苍术走而不守，故白术善补，苍术善行。"《本草崇原》中有言："凡欲补脾，则用白术；凡欲运脾，则用苍术。欲补运相兼，则相兼而用。如补多运少，则白术多而苍术少；运多补少，则苍术多而白术少。品虽有二，实则一也。"二者相配，一运一补，走守兼备，白术得苍术，补脾之不足而泻湿浊之有余；苍术得白术，运脾湿泻湿之有余而益脾之不足。两药合用，可使燥湿与健脾互为促进，则中焦得健，脾胃纳运正常，水湿得以运化，从而改善脘腹胀满不适、食少便溏等症。吾在临床应用时惯用炒品，一则可去其燥，二则可增强健脾之功。若湿重于热，可重用苍术以燥湿；若脾虚明显，白术用量可适当增加以健脾。若有寒湿，可配伍干姜、附子等以温阳化湿散寒；兼有湿热内盛者，可配伍栀子、黄芩等以清热燥湿；对于食积气滞者，可加山楂、神曲、枳实等以消食导滞、行气除胀。而苍术与白术性偏温燥，临床使用时，阴虚内热、津液亏耗者应慎用。

第二节　木香、砂仁

木香，《神农本草经》记载："味辛。主邪气，辟毒疫温鬼，强志，主淋露。久服，不梦寤魇寐。"《本草备要》："宣。行气。辛苦而温，三焦气分之药。能升降诸气，泄肺气，疏肝气，和脾气。治一切气痛，九种心痛（皆属胃脘，曰寒痛、热痛、气痛、血痛、湿痛、痰痛、食痛、蛔痛、悸痛。盖君心不易受邪，真心痛者，手足冷过腕节，朝发夕死），呕逆反胃，霍乱泻痢，后重癃闭，痰壅气结，疳癖癥块，肿毒虫毒，冲脉为病，气逆里急。杀鬼物，御瘴雾，去腋臭，宽大肠，消食安胎。"砂仁，《本草备要》云："宣。行气，调中。辛温香窜。补肺益肾，和胃醒脾，快气调中，通行结滞。治腹痛痞胀，噎膈呕吐，上气咳嗽，赤白泻痢，霍乱转筋，奔豚崩带。祛痰逐冷，消食醒酒，止痛安胎。散咽喉口齿浮热，化铜铁骨哽。"

【胡世平语】木香，味辛、苦，性温，归脾、胃、大肠、胆经，具有行气止痛、健脾消食、温中开胃的功效。砂仁味辛，性温，具有化湿行气、温中止呕、止泻安胎的功效。在临证之中，吾常喜用木香与砂仁来治疗湿阻中焦、脾胃气滞所致之脘腹胀满、胃痛、泄泻等症。木香与砂仁这一组合乃来自《古今名医方论·卷一》所记载的香砂六君子汤："治气虚肿满，痰饮结聚，脾胃不和，变生诸症者。人参一钱，白术二钱，茯苓二钱，甘草七分，陈皮八分，半夏一钱，砂仁八分，木香七分。上生姜二钱，水煎服。"木香性温，善行气止痛，以通调三焦之气滞。其辛散苦降，能升能降，可疏理脾胃、大肠、三焦、胆经之气机不畅。砂仁性温，长于化湿开胃，温脾止泻，以醒脾调中。其辛散温通，气味芳香，能化湿醒脾、行气温中，为治湿阻中焦、脾胃气滞之要药。二药相伍，一者行气，使气行则湿化；一者化湿，湿去则气行通畅，相辅相成。其归经虽有不同，但皆能作用于脾胃，对脾胃气滞、湿阻中焦所致之脘腹胀痛、食欲不振、呕吐泄泻等症之共同发挥行气止痛、化湿开胃之功效，临床上常用于慢性萎缩性胃炎、浅表性胃炎、糜烂性胃炎、胃溃疡等疾病。需要注意的是，对于舌质光剥者，属胃阴亏损极度严重者，应慎用砂仁，以防伤及胃阴。如必须应用砂仁降逆和胃，可以在配伍石斛、天花粉养阴益胃之品，以防砂仁伤胃阴之弊。如遇脾湿盛又兼有胃阴虚者，可应用山药配莲子，以达化湿不伤阴、养阴不助湿之功。

第三节　藿香、佩兰

藿香，《本草备要》："宣。去恶气。辛甘微温。入手足太阴（肺、脾）。快气和中，开胃止呕，去恶气，进饮食。治霍乱吐泻，心腹绞痛，肺虚有寒，上焦壅热。"佩兰，《神农本草经》记载："味辛，平。主利水道，杀蛊毒，辟不祥。"《本草备要》："兰草走气分，故能利水道，除痰癖，杀蛊辟恶，而为消渴良药。"藿香，辛，微温，归脾、胃、肺经，具有芳香化浊、开胃止呕、发表解暑的功效。佩兰，味辛，性平，归脾、胃、肺经，具有化湿、解暑的功效。

【胡世平语】在临证之中，吾常喜用藿香与佩兰来治疗脾经湿热所致之脘腹痞闷、口中黏腻、多涎、口臭等症。藿香、佩兰配伍，出自《时病论》的芳香化浊法："治五月霉湿，并治秽浊之气……此法因秽浊霉湿而立也。君藿、兰之芳香，以化其浊；臣陈、夏之温燥，以化其湿；佐腹皮宽其胸腹，厚朴畅其脾胃。上中气机一得宽畅，则湿浊不克凝留，使荷叶之升清，清升则浊自降。"藿香，辛散温通，芳香化浊，使中焦气机得以畅行。佩兰性平，其气味芳香，能醒脾开胃、化湿祛浊。佩兰的化湿和中之功与藿香相似，然藿香偏于温化，佩兰重在宣化。二者归经相同，皆作用于脾、胃经。当脾、胃受湿邪阻滞之时，犹如阴霾弥漫，阻碍脏腑气机运行，则见脘腹痞闷不适、口中黏腻、口苦等症。在临床实践当中，当巧妙运用藿香与佩兰药对，可有效地化湿浊、辟秽气、散湿滞，使脾、胃之湿邪得以消散，气机得以通畅。若湿邪偏重兼热象者，可配伍黄连、黄芩等清热燥湿之药；若脾虚明显，可加白术、茯苓等健脾之品。

第四节　白豆蔻、草豆蔻

肉豆蔻，《本草备要》记载："辛温气香。理脾暖胃，下气调中，逐冷祛痰，消食解酒。治积冷心腹胀痛（挟痰、挟食者并宜之），中恶吐沫，小儿吐逆，乳食不下。又能涩大肠，止虚泻冷痢（初起忌用）。出岭南。似草蔻，外有皱纹，内有斑纹。糯米粉裹，煨熟用，忌铁。"草豆蔻，《本草备要》则云："（一名草果。）燥湿祛痰，除痰截疟。辛热香散。暖胃健脾，破气开郁，燥湿祛寒，除痰化食。治瘴疠寒疟，寒客胃痛，霍乱泻痢，噎膈反胃，痞满吐酸，痰饮积聚。解口臭气、酒毒、鱼肉毒。过剂助脾热，耗气损目。"肉豆蔻，性温，味辛，归脾、胃、大肠经，具有温中散寒、行气消胀、涩肠止泻的功效。草豆蔻，性温，味辛，归脾、胃经，具有祛寒除湿、调中开胃、健脾消食、解郁行气的作用。

【胡世平语】吾于临证之时，对于脾胃虚寒所致之腹痛、腹胀等症，常将肉豆蔻与草豆蔻相伍为用。肉豆蔻、草豆蔻合用可见于《鸡峰普济方》之草豆蔻散："治老疟久而不瘥，及山岚瘴气，远年不愈，兼治脾寒：草豆蔻、肉豆蔻各二个（并用面裹煨，一生一熟），厚朴方圆二寸（一半姜制，一半生用），甘草中指大（一半生，一半炙），生姜枣大二块（一块用湿纸裹煨，一块生用）。上分为二大剂，于发前临晓，用水一升，煎取八合，放至来早，再温服，留滓再煎二次。"对于脾寒之证，二者均性温，合用增强温中散寒之功，药力可直达中焦脾胃，驱散寒湿之邪，恢复脾胃阳气，使中焦虚寒得解。草豆蔻善燥湿行气，肉豆蔻可行气消胀。两者合用，燥湿与行气并行，亦可恢复脾胃运化功能。肉豆蔻涩肠止泻，草豆蔻温中止呕。对于脾胃虚寒引起的呕吐、泄泻，二者协同发挥作用，一方面止泻以固肠道，另一方面止呕以和胃气，使呕吐、泄泻之症得以缓解。因此，在临床实践当中，对于此类因寒湿困脾而致诸症之患者，巧妙运用肉豆蔻与草豆蔻药对，可有效地温中散寒、燥湿行气、温中止呕、涩肠止泻，使脾、胃之寒湿得以消散，脾胃功能得以恢复，对于脾胃虚寒、寒湿中阻所致的腹胀、腹痛、呕吐、泄泻等疾病确有疗效。

第五节　鸡内金、鸡屎藤

鸡内金，《本草备要》云："甘平性涩。鸡之脾也。能消水谷，除热止烦，通小肠、膀胱。治泻痢便数，遗溺溺血，崩带肠风，膈消反胃，小儿食疟。"鸡屎藤,《草木便方》记载:"补虚劳,调理脾胃元气,治病后虚肿、耳鸣。"《生草药性备要》记载鸡屎藤:"其头,治新内伤,煲肉食,补虚益肾,除火补血,洗疮止痛,消热散毒。其叶,擂米加糖煎食,止屙痢。"鸡内金,性平,味甘,归脾、胃、小肠、膀胱经。《医学衷中参西录》云:"鸡之脾胃也,中有瓷、石、铜、铁皆能消化,其善化瘀积可知。"其功擅健脾消食、涩精止遗、通淋化石。鸡屎藤味甘、酸,性平,归心、肝、脾、肾经,具消食健胃、化痰止咳、清热解毒、止痛之效。

【胡世平语】吾在临证中常将二药配伍,用于治疗脾虚食少、饮食积滞、小儿疳积等症。鸡内金为消积要药,善化坚积,消磨食滞;鸡屎藤以酸甘之性,和缓调中,助脾运化,消食导滞。二者一补一消,补而不滞,消不伤正。且鸡屎藤可入肝经,能行散滞气,助肝木条达;鸡内金入小肠、膀胱经,可分清泌浊,利水道而泄浊。肝气得疏,水道通利,则脾土健运,积滞自消。尤其在治疗小儿疳积时,两药合用,遵循"以消为补""以通为用""腑气以通为贵"之理,先去其积,后培其本,与茯苓、白术等健脾药物合用,增强健脾消食之功,屡投屡效。临床使用时需注意,鸡屎藤有一定的通利之性,对于脾虚泄泻甚者,应适当配伍健脾止泻之药。鸡内金使用时应注意炮制方法,生用消积作用强,炒用则健脾作用佳。

第九章　和胃止呕类

第一节　橘皮、竹茹

橘皮（陈皮），味苦、辛，性温，归脾、肺经，具有理气健脾、燥湿化痰的功效。《本草备要》记载陈皮："能燥能宣，有补有泻，可升可降……为脾、肺气分之药。"竹茹，味甘，性微寒，归肺、胃、心、胆经，具有清热化痰、除烦止呕的功效。《本草备要》谓竹茹："泻上焦烦热，凉血。甘而微寒。开胃土之郁，清肺金之燥，凉血除热。"

【胡世平语】在临证之中，吾常用陈皮、竹茹相伍治疗胃中虚热所致的呃逆呕吐。此药对出自《金匮要略·呕吐哕下利病脉证治》："哕逆者，橘皮竹茹汤主之。橘皮二升，竹茹二升，大枣三十枚，生姜半斤，甘草五两，人参一两。"橘皮辛、温，行气和胃以止呃；竹茹甘、寒，清热安胃以止呕。二者配伍，寒温并用，清而不寒，橘皮助竹茹和胃降逆，竹茹助橘皮理气醒脾，对于胃虚有热之呃逆或干呕，颇为适宜。

第二节　丁香、柿蒂

丁香，味辛，性温，归脾、胃、肾经，具有温中降逆、散寒止痛、温肾助阳的功效。《本草备要》记载丁香："燥。暖胃，补肾。辛温纯阳。泄肺温胃，大能疗肾，壮阳事，暖阴户。治胃冷壅胀，呕哕呃忒……"柿蒂，味苦、涩，性平，归胃经，具有降气止呃的功效。《本草备要》谓柿蒂"止呃逆（古方单用，取其苦温降气。《济生》加丁香、生姜，取其开郁散痰，亦从治之法）"。

【胡世平语】在临证之中，吾常用丁香、柿蒂治疗胃寒呃逆，二者为治疗呃逆的要药。《症因脉治》记载丁香柿蒂汤，以丁香、柿蒂为主药，佐以生姜、人参，共奏降逆止呃、温中益气之效。丁香辛温之性可温中散寒、暖脾胃、降逆气，柿蒂苦能降泄，涩可收敛，丁香之温可助脾胃阳气，柿蒂之平性使其作用较为和缓，二者相伍不至过于温燥，实乃治疗胃寒呃逆之精妙组合。

第三节　半夏、生姜

半夏前文已论述。生姜，味辛，性微温，归肺、脾、胃经，具有解表散寒、温中止呕、化痰止咳、解毒的功效。《本草备要》记载生姜："宣。散寒发表，止呕开痰。辛温。行阳分而祛寒发表，宣肺气而解郁调中，畅胃口而开痰下食……生姜能散逆气，呕家圣药……杀半夏毒。"

【胡世平语】在临证之中，吾常用此药对治疗支饮之呕吐，以呕而不渴为主症。半夏味辛性燥，辛可散结，燥能蠲饮，其降逆止呕之力甚佳；生姜为"呕家圣药"，长于温中止呕。半夏伍生姜组成《金匮要略》之小半夏汤："诸呕吐，谷不得下者，小半夏汤主之。"小半夏汤被誉为"止呕之祖方"。半夏与生姜配伍，可增强和胃止呕、散饮降逆之效。此外，生姜可制约半夏之毒，诚如《医学启源》所云："古无制药之法，凡方有半夏者必合生姜用之，正取其克制之义。"

第四节　黄连、吴茱萸

黄连味苦，性寒，归心、脾、胃、肝、胆、大肠经，具有清热燥湿、泻火解毒的功效。《本草备要》记载黄连："泻火，燥湿。大苦大寒。入心泻火，镇肝凉血，燥湿开郁，解渴除烦，益肝胆，浓肠胃，消心瘀，止盗汗。"吴茱萸味辛、苦，性热，有小毒，归肝、脾、胃、肾经，具有散寒止痛、降逆止呕、助阳止泻的功效。《本草备要》谓吴茱萸："燥，祛风寒湿。宣，下气开郁。辛苦大热，有小毒。入足太阴（脾）血分，少阴、厥阴（肾、肝）气分（其气燥，故专入肝而旁及脾、肾）。润肝燥脾，温中下气，除湿解郁，去痰杀虫，开腠理，逐风寒。"

【**胡世平语**】临证之时，吾常用此药对治疗肝郁化火而犯胃之胁肋胀痛、呕吐吞酸等症。黄连苦寒，清热燥湿，泻火解毒，尤长于泻心火以除烦，心火清则肝火自平，乃"实则泻子"之法，又可清胃热以止呕，胃火降则气自降。吴茱萸辛散苦降，性热燥烈，既能燥湿散寒，降逆止呕，又能疏肝解郁，行气消胀，散寒止痛。二药寒热配对，常取黄连、吴茱萸六一之比，组成《丹溪心法》之左金丸。二药伍用，有辛开苦降，反佐之妙用。方中黄连直折上炎之肝火，且清胃热以止呕；吴茱萸主入肝经，引药入肝，疏肝下气，引热下行，开郁散结，以防火邪格拒之势，且制约黄连苦寒之性，避免其苦寒直折，损伤脾胃阳气。全方共奏清肝疏肝、降逆和胃、清火调气散结、清热燥湿止痛之功。诚如《医宗金鉴·删补名医方论四卷》所云："胡天锡曰……左金丸独用黄连为君，从实则泻子之法，以直折其上炎之势；吴茱萸从类相求，引热下行，并以辛燥开其肝郁，惩其扞格，故以为佐。"

第五节　旋覆花、代赭石

旋覆花味苦、辛、咸，性微温，归肺、脾、胃、大肠经，具有降气化痰、行水消痰的功效。《本草备要》记载旋覆花："泻。下气，消痰。咸能软坚，苦辛能下气行水，温能通血脉。入肺、大肠经。"代赭石味苦，性寒，归肝、心经，具有平肝潜阳、重镇降逆、凉血止血的功效。《本草备要》谓代赭石："重。镇虚逆，养阴血。苦寒。养血气，平血热。入肝与心包，专治二经血分之病。"

【**胡世平语**】临证之时，吾常用旋覆花配伍代赭石治疗胃虚气逆，痰气交阻之噫气、纳差等症。此药对出自《伤寒论》第161条："伤寒发汗，若吐若下，解后心下痞硬，噫气不除者，旋覆代赭汤主之。旋覆花三两，人参二两，生姜五两，代赭一两，甘草三两（炙），半夏半升（洗），大枣十二枚（擘）。"旋覆花乃手太阴肺经与手阳明大肠经药也，在上入肺经，可以开结气、降痰气；在下入大肠经，可以除水气、润大肠。正如清代陈修园《神农本草经读》所云，旋覆花"藉咸降之力，上者下之，水气行，痰气消，而中焦自然受补矣"。代赭石重坠降逆，近代医家张锡纯在《医学衷中参西录》中描述代赭石："其重坠之力能引胃气下行，一也；既能引胃气下行，更能引胃气直达肠中以通大便，二也；因其饶有重坠之力，兼能镇安冲气使不上冲，三也……能制肝木之横恣，使其气不上干，四也……更能引浮越之相火下行，而胸膈烦热、头目眩晕自除，五也；其力能降胃通便，引火下行，而性非寒凉开破，分毫不伤气分，因其为铁养化合转能有益于血分，六也。是以愚治胃气逆而不降之证，恒但重用赭石，即能随手奏效也。"凡用旋覆花，必以代赭石配之。如清代陈士铎《本草新编》云："或问旋覆花不可独用见奇功，有之乎？旋覆花固不可独用也，得代赭石，则能收旋转之功。凡逆气而不能旋转者，必须用之，下喉而气即转矣。二者不止能转气，而且能安气，亦必须人参尤奇。"旋覆花与代赭石相伍有"扭转乾坤"之效。

第十章 活血化瘀止痛类

第一节 三棱、莪术

三棱味辛、苦，性平，归肝、脾经，具有破血行气、消积止痛的功效，善于破血祛瘀，对于瘀血阻滞所致的经闭、痛经、癥瘕积聚等病症有良好的治疗效果。《本草备要》记载三棱："泻。行气，破血，消积。苦平。色白属金。入肝经血分，破血中之气（亦通肝经聚血），兼入脾经。散一切血瘀气结，疮硬食停，老块坚积。消肿止痛，通乳堕胎。"莪术味辛、苦，性温，归肝、脾经，具有破血行气、消积止痛的功效。《本草备要》录有："泻。破血，行气，消积。辛苦气温。入肝经血分。破气中之血（能通肝经聚血），消瘀通经，开胃化食，解毒止痛。治心腹诸痛，冷气吐酸，奔豚痃癖。"

【胡世平语】此二者实乃临床活血化瘀要药，功效非凡，其主要区别在于三棱破血之力较为强劲，莪术则破气之效更为突出。诚如张锡纯所言："若细核二药之区别，化血之力三棱优于莪术，理气之力莪术优于三棱。"吾于临证之中常用其治疗肝气郁结，血行不畅，癥瘕积聚而致疼痛者，即所谓"木郁癥结"。三棱与莪术，二者相伍，其药力可径直深入肝经。三棱味苦，为强有力的破血行气之药，善破血中之气；莪术苦温降泄，善破气中之血。一者主破，一者主散，二者协同，气血双施，共同发挥破血行气、活血化瘀之效。由于二者皆具开破之气，临证之时不可过量久服，须防伤人正气。

第二节 乳香、没药

乳香，味辛、苦，性温，归心、肝、脾经，具有活血行气止痛、消肿生肌的功效。《本草备要》记载："宣。活血，伸筋。香窜入心，苦温补肾，辛温通十二经。能去风伸筋，活血调气，托里护心，生肌止痛。治心腹诸痛，口噤耳聋，痈疽疮肿，产难折伤。亦治癫狂。"没药，味苦、平，性平，归心、肝、脾经，具有散瘀定痛、消肿生肌的功效。《本草备要》记载："宣。散瘀，定痛。苦平，入十二经。散结气，通滞血，消肿定痛生肌，补心胆虚，肝血不足。"乳香，以行气活血为其主责。其性温通，可行气以畅达经络，活血以消散瘀滞，能令气血畅行，通则不痛，对于诸多因气血阻滞所致之病症皆有良效。没药，以活血散瘀为其要务。其性平和，善入血分，能破血行瘀、消肿止痛，对于瘀血内阻之证可力除其瘀，恢复气血之正常流通。此二药参合，气血兼顾。乳香行气，可助没药之活血散瘀；没药散瘀，可辅乳香之行气活血。二者相辅相成，取效尤捷，共奏宣通脏腑、流通经络、活血祛瘀、消肿止痛、敛疮生肌之功。如《医学衷中参西录》云："乳香、没药，二药并用，为宣通脏腑、流通经络之要药。故凡心胃胁腹肢体关节诸疼痛皆能治之。"又云："乳香、没药不但流通经络之气血，诸凡脏腑中，有气血凝滞，二药皆能流通之。"

【胡世平语】吾于临床之中，善用乳香、没药为伍治疗跌打损伤、疮疡肿痛、风湿痹痛等诸多疼痛性疾病，以及气血不畅、经络阻滞之证。如跌打损伤，可加用红花、桃仁等增强活血祛瘀之力；疮疡肿痛明显，可加用金银花、连翘等清热解毒之品。需要注意的是，乳香与没药具有一定的刺激性，部分患者服用后可能会出现恶心、呕吐、腹痛等不良反应。因此，乳香与没药在使用前可进行适当的炮制，以降低其刺激性。如乳香可采用醋炙的方法，没药可采用炒黄的方法。乳香与没药配伍是临床经典药对，二者相合可使气血调和，经络通畅，疼痛得解，疮疡得愈。

第三节　延胡索、川楝子

延胡索，味辛、苦，性温，归心、肝、脾经，具有活血、行气、止痛的功效，为活血行气止痛之良药。《本草备要》谓："宣。活血，利气。辛苦而温。入手足太阴（肺、脾）、厥阴（心包、肝）经。能行血中气滞，气中血滞，通小便，除风痹。治气凝血结，上下内外诸痛，癥瘕崩淋，月候不调，产后血运，暴血上冲，折伤积血，疝气危急，为活血利气第一药。"川楝子,味苦,性寒,归肝、小肠、膀胱经,具有疏肝泻热、行气止痛、杀虫的功效。《神农本草经》记载:"味苦,寒。主温疾伤寒,大热烦狂,杀三虫,疥疡,利小便水道。"

【胡世平语】延胡索、川楝子对药化裁于《太平圣惠方》中的金铃子散,具有疏肝泻热、活血止痛之效。吾于临床中,常以此组合治疗慢性肝病表现出的胁肋疼痛,二药相伍,直入肝经,一泄一活,一凉一温,用于肝郁气滞,血行不畅,胁腹疼痛而致不适者。延胡索主要作用于血分,活血行气止痛;川楝子主要作用于气分,疏肝泻热行气。两者配伍,气血兼顾,可全面调理气血运行,使气血通畅,疼痛自止。

第四节　鸡血藤、苏木

鸡血藤,味苦、微甘,性温,归肝、肾经,具有活血补血、调经止痛、舒筋活络的功效。苏木味甘、咸、微辛,性平,归心、肝、脾经,具有活血祛瘀、消肿止痛的功效,善于活血散瘀,对于瘀血阻滞所致的各种疼痛、跌打损伤、痈肿疮毒等有良好的疗效。《本草备要》记载苏木:"泻。行血,解表。甘咸辛凉。入三阴血分,行血去瘀,发散表里风气。治产后血晕,胀满欲死,血痛血瘕,经闭气壅,痈肿扑伤,排脓止痛。多破血,少和血。"

鸡血藤与苏木,二者配伍,功效卓著,具活血祛瘀、消肿止痛之良能。此二药皆具活血散瘀之效,携手共同作用于瘀血阻滞之证,其力笃厚。鸡血藤性温,味微甘,既能活血以通经脉,又能补血以养新血,于血虚兼血瘀之证尤为适宜;苏木性平,味甘、咸、微辛,主要功效在于活血祛瘀,善解瘀血之患。两者相伍,可完美兼顾血虚与血瘀之复杂情况,使气血调和,瘀去新生。

【胡世平语】吾于临证之中,屡屡运用此组合治疗诸多病症,诸如跌打损伤、骨折难愈、痈肿疮毒、月经不调、风湿痹痛等。此二药合用,往往能收事半功倍之效。在治疗跌打损伤之时,若加用血竭、自然铜、骨碎补等活血化瘀之品,则可增强散瘀止痛、续筋接骨之力,加速损伤部位的恢复;而遇风湿痹痛症状明显者,佐以羌活、独活、威灵仙等祛风除湿之药,可通利关节,驱散风湿之邪,缓解疼痛与僵硬之感。对于痈肿疮毒,此二药能消肿散结，促进脓液排出，加速疮口愈合；在月经不调之证中，可调理气血，使经血畅行，恢复正常周期。

第五节　水蛭、土鳖虫

水蛭，味咸、苦，性平，归肝经，具有破血通经、逐瘀消癥的功效。水蛭为强力的破血逐瘀之品，其药力峻猛，善于破血通经，消散癥瘕积聚。如《神农本草经》记载："味咸，平。主逐恶血，瘀血，月闭。破血瘕积聚，无子，利水道。"《伤寒论》中的抵当汤和抵当丸均用水蛭，用于治疗下焦蓄血证，这也为水蛭在瘀血重证中的应用提供了经典范例。土鳖虫味咸，性寒，有小毒，归肝经，具有破血逐瘀、续筋接骨的功效。土鳖虫擅长破血逐瘀，对于跌打损伤、骨折筋伤、瘀血肿痛等有良好的治疗效果。《神农本草经》记载："味咸，寒。主心腹寒热洗洗，血积癥瘕，破坚，下血闭，生子大良。"

【胡世平语】水蛭与土鳖虫相伍，破血逐瘀之效卓然增强。二者皆为破血峻剂，共施于瘀血阻滞之重证。诸如癥瘕积聚、跌打损伤、骨折筋伤等症，两药并用，常获良效。且水蛭擅破血通经，土鳖虫长于续筋接骨。吾于临证之际，常以此对药治慢性肝病之中晚期患者，如肝硬化、肝癌者。现代研究发现，水蛭含水蛭素等活性之物，具有强大的抗凝血之能，可抑血小板之聚集，降血液之黏稠，防血栓之形成，还能够改善肝脏血液循环，减肝脏之淤血。《本草备要》云："水蛭，即马蟥蛭，食血之虫，能通肝经聚血。"此亦明示，水蛭可除肝脏瘀血，于慢性肝病疗之甚佳。《金匮要略》之鳖甲煎丸，用土鳖虫以疗癥瘕积聚，提示土鳖虫能有效治疗肝硬化、肝癌等。若遇体质虚弱者，当配扶正补虚之品，如黄芪、党参、白术之类，以成攻补兼施之功；若有热毒内盛之象，佐以清热解毒之药，如白花蛇舌草、半枝莲、苦参等，其效显著。

第六节　泽兰、益母草

泽兰，味苦、辛，性微温，归肝、脾经，具有活血调经、祛瘀消痈、利水消肿的功效。《神农本草经》记载："味苦，微温。主乳妇内衄，中风余疾，大腹水肿，身面四肢浮肿，骨节中水，金创痈肿创脓。"益母草，味辛、苦，性微寒，归肝、心包、膀胱经，具有活血调经、利尿消肿、清热解毒的功效。《本草备要》记载益母草："通行瘀血，生新血。辛微苦寒。入手、足厥阴（心包、肝）。消水行血，去瘀生新，调经解毒（瘀血去则经调）。治血风血运，血痛血淋，胎痛产难，崩中带下，为经产良药。消疗肿乳痈，通大小便。"

【胡世平语】泽兰与益母草这一对药为吾于临证治疗妇科病症之常用组合。《本草备要》中对泽兰有如是记载："破宿血，调月经，消癥瘕，散水肿。治产后血沥腰痛，吐血鼻血，目痛头风，痈毒扑损。补而不滞，行而不峻，女科要药。"泽兰与益母草，二者皆为妇科要药，其效用显著。一方面，泽兰与益母草相伍，因二者皆具活血通经之功效，故而对于妇科瘀血阻滞之证疗效甚佳。当气血不畅，瘀血阻滞于胞宫之时，泽兰之辛散温通与益母草之辛散微寒相互协同，可通调血脉，消散瘀滞。其活血之力能使瘀阻得通，经血畅行，对于月经不调、痛经、闭经等症可奏良效。在与当归、川芎、白芍等配伍应用时，更能增强养血调经、活血化瘀之作用，使气血调和，经水自调。对于产后恶露不尽、腹痛等情况，与桃仁、红花、炮姜等相伍，可促进瘀血排出，缓解疼痛，使产后胞宫得以恢复。另一方面，此二药皆具利水消肿之效，对于盆腔积液等病症亦能发挥重要作用。泽兰性微温，可温通经脉，促进水液代谢；益母草性微寒，能清热利水。二者寒温相济，协同增效。在治疗盆腔积液时，与泽泻、车前子等配伍，可增强利水渗湿之力，使积液得以消散，盆腔恢复正常生理状态。此外，泽兰偏重于活血，其温通之性可破瘀行血，畅通经络；益母草则兼能养血，在活血的同时可滋养新血生成。两者配伍，寒温相济，补泻兼施，既能够消散瘀血，又可滋养血脉，从而能够有效地治疗多种妇科疾病。

第十一章　利水消肿类

第一节　蟾皮、蝼蛄

古籍中多言蟾皮能够祛大毒，如《本草纲目拾遗》谓蟾皮"贴大毒，能拔毒、收毒"。蟾皮味辛，性凉，有毒，归心经。现代研究发现，其具有清热解毒、利水消肿之功。蝼蛄，味咸，性寒，归膀胱、大肠、小肠经，具有利水消肿、通淋的功效。蝼蛄通利水道的作用较强，对于水肿胀满、小便不利等症有显著疗效。《本草纲目》记载蝼蛄"咸，寒，无毒"，主治"水肿，头面肿，利大小便，通石淋"。

【胡世平语】吾于临证中常用蟾皮与蝼蛄配伍，治疗各种原因引起的水肿，尤其是顽固性腹水，二者联用，其利水消肿功效尤捷。相较于茯苓、泽泻、车前子等草木无情之品，蟾皮与蝼蛄为虫类药，具有内达脏腑，外贯经络，透达孔窍，彻上彻下，无微不至的效果，而且直达病所，攻无不克。应用蟾皮时，吾发现其鲜用利水消肿之功更佳。但由于蟾皮、蝼蛄多具破血耗气，损伤正气之弊，且具有毒性，使用时应中病即止，不可峻功久服。临床应用之时，蟾皮、蝼蛄需焙干捣碎冲服。

第二节　黄芪、防己

黄芪味甘，性微温，归脾、肺经，具有补气升阳、固表止汗、利水消肿、生津养血、行滞通痹、托毒排脓、敛疮生肌等功效。《神农本草经》谓黄芪："味甘，微温。主痈疽久败创，排脓止痛，大风，癫疾，五痔，鼠瘘，补虚，小儿百病。"《本草备要》记载黄芪："补气，固表，泻火。甘温。生用固表，无汗能发，有汗能止。温分肉，实腠理，泻阴火，解肌热。炙用补中，益元气，温三焦，壮脾胃（脾胃一虚，土不能生金，则肺气先绝。脾胃缓和，则肺气旺而肌表固实。补中即所以固表也）。生血生肌，排脓内托，疮痈圣药。痘症不起，阳虚无热者宜之。为补药之长。"可见，古籍中对于黄芪利水消肿的作用并未提及。黄芪治疗水肿最早见于《金匮要略》，如为防己黄芪汤和防己茯苓汤。防己，味苦、辛，性寒，归膀胱、肺经，具有祛风止痛、利水消肿的功效。《本草备要》谓防己："通。行水，泻下焦血分湿热。大辛苦寒。太阳（膀胱）经药。能行十二经，通腠理，利九窍，泻下焦血分湿热，为疗风水之要药。治肺气喘嗽，热气诸痫，湿疟脚气，水肿风肿，痈肿恶疮。或湿热流入十二经，致二阴不通者，非此不可。"防己是利水消肿的要药，但需要明辨，防己分汉防己和木防己，汉防己偏于利水消肿，木防己偏于祛风止痛。

【胡世平语】吾于临证之时，常用黄芪、防己治疗水肿，黄芪补气扶正，防己利水消肿祛邪。两者配伍，扶正与祛邪兼顾，既可以增强人体的正气，提高机体的免疫力和抗病能力，又能有效地消除水肿等邪气所致的病症，对于正气虚弱又兼有水湿之邪的水肿患者尤为适宜。此外，黄芪性微温，防己性寒，两者配伍，寒温相济，可避免过于温热或寒凉对人体的不良影响，使药性更加平和，适用于不同体质的患者。如风水泛滥型水肿可加用麻黄、防风等疏风解表之品，湿毒浸淫型可加用金银花、连翘等清热解毒之药，脾阳虚衰型可加用附子、干姜等温阳健脾之品，肾阳衰微型可加用附子、肉桂、淫羊霍等温补肾阳之药。

第三节　冬瓜皮、玉米须

冬瓜皮味甘，性凉，归脾、小肠经，具有利水消肿、清热解暑的功效。冬瓜皮善于利水消肿，可促进体内水液代谢，对于水肿胀满、小便不利等病症有较好的疗效。《滇南本草》记载冬瓜皮可以"止咳嗽，消痰，利小便"。玉米须味甘，性平，归膀胱、肝、胆经，具有利水消肿、利湿退黄的功效。玉米须通利水道的作用较强，能增加尿量，促进尿液排出，从而减轻水肿症状。《本草征要》谓其"味甘性平，利水消肿"。

【胡世平语】吾常于临证中应用冬瓜皮、玉米须治疗高血压水肿和慢性肾病水肿，疗效可观。相较于其他利水消肿药，冬瓜皮性凉，玉米须性平，两者药性较为平和，不易损伤人体正气，适用于不同体质的水肿患者，尤其是体质较弱或老年人。而且冬瓜皮和玉米须都是常见的食材，来源广泛，价格低廉，使用方便，且作为辅助治疗水肿的方法，易被患者接受。

第四节　泽泻、车前子

泽泻，味甘、淡，性寒，归肾、膀胱经，具有利水渗湿、泻热、化浊降脂的功效。泽泻善利小便，泻肾与膀胱之热，能有效排除体内多余的水湿，对于水肿、小便不利等病症有显著疗效。如《本草备要》记载泽泻："通。利水，泻膀胱火。甘淡微咸。入膀胱，利小便，泻肾经之火邪，功专利湿行水。"车前子，味甘，性寒，归肝、肾、肺、小肠经，具有清热利尿通淋、渗湿止泻、明目、祛痰的功效。车前子利尿作用较强，能增加尿量，促进水湿排出，同时还具有清热、止泻、明目、祛痰等多种功效，可用于热淋涩痛、水肿胀满等症。

【胡世平语】吾于临证之际，每观患者之症，若见水肿伴有热象者，常以泽泻与车前子为用。盖因泽泻味甘、淡，性寒，车前子味甘，性寒，二者皆性寒，具清热之功，配伍施用，能清热利湿，使热象得除，水肿渐消。然于临床实际运用之中，泽泻与车前子并非孤立使用。其可与诸多药物配伍，以增强疗效，拓展其应用范围。如与茯苓、猪苓等利水渗湿之药相伍，可使利水渗湿之力倍加。再者，与黄芪、党参等健脾益气之药配伍，可奏健脾益气利水之效。泽泻、车前子得黄芪、党参相助，一方面利水消肿以除邪，另一方面健脾益气以扶正，正虚邪实之水肿证可获良效。又若与附子、肉桂等温补肾阳之药配伍，则可温阳化气行水。阳气得复，气化功能正常，水湿得以运化，水肿自消。总之，泽泻与车前子在水肿的治疗中功效独特，配伍灵活，通过与不同药物的合理搭配，可针对不同病因病机的水肿患者精准施治。

第五节　大腹皮、槟榔

大腹皮，味辛，性微温，归脾、胃、大肠、小肠经，具有行气宽中、行水消肿的功效。大腹皮善于行气导滞，能推动气机运行，使气行则水行，从而达到行水消肿的目的。《本草备要》记载大腹皮："泻，下气。通，行水。辛泄肺，温和脾。下气行水，通大小肠。治水肿脚气，痞胀痰膈，瘴疟霍乱。"槟榔，味苦、辛，性温，归胃、大肠经，具有杀虫、消积、行气、利水、截疟的功效。槟榔行气利水作用较强，可促进水液代谢，使水湿之邪从二便排出。《本草备要》记载槟榔："泻气，行水，破胀，攻坚。苦温破滞，辛温散邪。泻胸中至高之气，使之下行。性如铁石，能坠诸药至于极下。攻坚去胀，消食行痰，下水除风，杀虫醒酒。治痰癖癥结，瘴疠疟痢，水肿脚气，大小便气秘，里急后重。"

【胡世平语】吾于临证之际，每遇气滞水停之证，常以大腹皮与槟榔为用。诚如前文所述，大腹皮味辛，性微温，具行气宽中、行水消肿之效。其善于推动气机运行，使气畅则水行无阻，对于水肿胀满、小便不利及湿阻气滞、脘腹胀闷等症皆有良效。槟榔味苦、辛，性温，有杀虫、消积、行气、利水、截疟之功。其行气利水之力颇强，可促水液代谢，使水湿之邪从二便而出，对水肿、脚气肿痛等病症亦具一定疗效。此二者皆具行气之能，配伍施用，共同破除气滞之阻碍，促使水液代谢顺畅，排泄有序。对于因气滞水停所致之水肿，两药合用，往往能奏奇效。其力可使气机畅达，水湿得化，水肿渐消。再者，大腹皮性微温，槟榔性温，两者配伍，温通兼顾，既不会因过于温热而伤及阴液，又能充分发挥温通经络、散寒化湿之功效，对于寒湿阻滞所致之水肿亦能展现出不错的疗效。其可温化寒湿之邪，恢复人体阳气的正常运行，使水液代谢回归正轨，从而缓解水肿症状。

第十二章　安神助眠类

第一节　龙骨、牡蛎

龙骨，味甘、涩，性平，归心、肝、肾经，具有镇惊安神、平肝潜阳、收敛固涩的功效。《本草备要》谓龙骨："涩精，固肠，镇惊。甘涩微寒。入手、足少阴（心、肾），手阳明（大肠），足厥阴（肝）经。能收敛浮越之正气，涩肠益肾，安魂镇惊，辟邪解毒。治多梦纷纭，惊痫疟痢，吐衄崩带，遗精脱肛，大小肠利。固精止汗，定喘（气不归元则喘）敛疮，皆涩以止脱之义。"《本草备要》谓牡蛎："涩肠，补水，软坚。咸以软坚化痰，消瘰疬结核、老血疝瘕。涩以收脱，治遗精崩带，止嗽敛汗，固大小肠。微寒以清热补水，治虚劳烦热，温疟赤痢，利湿止渴，为肝肾血分之药。"牡蛎，味咸，性微寒，归肝、胆、肾经，除具有软坚散结、收敛固涩功效外，亦能重镇安神、潜阳补阴。

【胡世平语】吾于临证之时，常以龙骨、牡蛎治疗失眠伴多梦纷扰的患者。此二药皆为质重之品，龙骨益阴之中能潜上越之浮阳，牡蛎益阴之中能摄纳下陷之沉阳，同配伍，其力倍增。对于失眠伴多梦纷扰之症，龙骨可镇摄心神，使神安而梦减；牡蛎则潜阳补阴，平抑虚火，以防虚火扰神而致梦多。两者相合，共同抵御失眠与多梦之困扰。其镇惊安神之效显著，可使患者心神宁静，睡眠安稳，梦扰渐消。龙骨与牡蛎对药，于失眠多梦之症，独具优势，临证之际，可随证加减，常能显效。

第二节　石菖蒲、远志

石菖蒲，味辛、苦，性温，归心、胃经，具开窍豁痰、醒神益智、化湿开胃之效。《本草备要》谓石菖蒲："宣。通窍，补心。辛苦而温，芳香而散。补肝益心，开心孔，利九窍，明耳目，发音声。"远志，味苦、辛，性温，归心、肾、肺经，有安神益智、交通心肾、祛痰开窍之功。《神农本草经》谓石菖蒲："味辛，温。主风寒湿痹，咳逆上气，开心孔，补五脏，通九窍，明耳目，出声音。"《神农本草经》谓远志："味苦，温。主咳逆，伤中，补不足，除邪气，利九窍，益智慧，耳目聪明，不忘，强志倍力。"

【胡世平语】古籍中诸多方剂均应用石菖蒲、远志治疗失眠，如《备急千金要方》中的孔圣枕中丹，该方由龟甲、龙骨、远志、石菖蒲四味药组成，具有补肾宁心、益智安神的功效，可用于治疗失眠健忘等症。再如《备急千金要方》中的不忘散，该方由石菖蒲、茯苓、茯神、人参、远志组成，用于治疗健忘失眠等。吾于临证之时，常以石菖蒲、远志配伍治疗痰迷心窍，心肾不交之失眠。二药配伍，优势尽显。其一，豁痰开窍，共奏醒神安神之效。石菖蒲与远志皆有开窍之能，可豁痰浊，开心窍，使神明得清，睡眠自安。其二，交通心肾，调和阴阳。远志交通心肾，石菖蒲辅助之，使心肾相交，阴阳平衡，失眠得愈。

第三节　酸枣仁、柏子仁

酸枣仁味甘、酸，性平，归肝、胆、心经，具有养心补肝、宁心安神、敛汗、生津的功效。酸枣仁善养心阴、益肝血而有安神之效，为养心安神要药，对于心肝血虚所致的失眠、心悸、健忘等有良好疗效。《本草备要》谓其："补而润。敛汗，宁心。甘酸而润，专补肝胆。炒熟酸温而香，亦能醒脾。助阴气，坚筋骨，除烦止渴（敛阴生津），敛汗宁心。疗胆虚不眠，酸痹久泻。"柏子仁，味甘，性平，归心、肾、大肠经，具有养心安神、润肠通便、止汗的功效。柏子仁质润多脂，能养心安神，亦为安神良药，适用于心血不足、心神失养所致的失眠、心悸等症。《本草备要》云柏子仁："补心脾，润肝肾。辛甘而润。其气清香，能透心肾而悦脾。养心气，润肾燥，助脾滋肝，益智宁神（养心），聪耳明目（甘益血，香通窍），益血止汗（心生血，汗为心液），除风湿，愈惊痫，泽皮肤，辟鬼魅。"

【胡世平语】酸枣仁与柏子仁，二者性平，不偏寒亦不偏热，其性温和，故而适宜大多数体质之患者施用。吾于临证之时，每遇失眠之症，常以酸枣仁与柏子仁为对药而用之。此二味药物，皆具养心安神之卓效。二者配伍，协同增效，其安神之效得以大大增强，于各种原因所致之失眠，皆能发挥其独特之作用。尤其是针对心肝血虚、心神失养而致之失眠，其治疗效果尤为显著。

第四节　百合、郁金

百合，味甘，性寒，归心、肺经，具有养阴润肺、清心安神的功效。百合质润多液，善养心肺之阴，对于阴虚火旺所致的失眠、心悸、烦躁等有较好的疗效。《本草备要》谓百合："润肺，止嗽。甘平。润肺宁心，清热止嗽，益气调中，止涕泪，利二便。治……伤寒百合病。"郁金味辛、苦，性寒，归肝、胆、心经，具有活血止痛、行气解郁、清心凉血、利胆退黄的功效。郁金既能行气解郁，又能清心凉血，对于肝郁气滞、心神不宁所致的失眠有一定的治疗作用。《本草备要》记载郁金："宣，行气解郁；泻，泄血破瘀。辛苦气寒，纯阳之品。其性轻扬上行，入心及包络，兼入肺经。凉心热，散肝郁，下气破血。治吐衄尿血，妇人经脉逆行，血气诸痛，产后败血攻心，癫狂失心……"

【胡世平语】吾于临证之际，常以百合、郁金治疗失眠伴抑郁的患者。《金匮要略·百合狐惑阴阳毒病证治》言："百合病，不经吐、下、发汗，病形如初者，百合地黄汤主之。"百合病主要症状包括精神恍惚不定，口苦，小便赤，脉微数等。患者常出现饮食、行动、感觉等方面的异常，如时而欲食，时而恶食；时而感觉身体沉重，时而感觉身体轻松；时而怕冷，时而怕热等。其症状变化多端，难以捉摸，与现代疾病抑郁类似。百合地黄汤以百合为君药，一方面养阴清热，另一方面具有解郁之效。郁金既能行气解郁，又能清心凉血，与百合相伍，热清心安而入眠，郁解神宁而寐佳。

第十三章 软坚散结化石类

第一节 浙贝母、玄参、牡蛎

浙贝母，味苦，性寒，归肺、心经，具有清热化痰、散结消肿的功效。《本草备要》云其："宣。散结，泻热，润肺，清火。微寒，苦泻心火，辛散肺郁。润心肺，清虚痰。治虚劳烦热，咳嗽上气，吐血咯血，肺痿肺痈，喉痹目眩，淋沥，瘿瘤，乳闭产难。功专散结除热，敷恶疮，敛疮口。"玄参，苦寒清热，咸寒滋阴，既能清热泻火，又能软坚散结，对于热毒壅盛、痰火郁结所致的肿块有一定疗效。《本草备要》谓玄参："补水，泻无根之火。苦咸微寒。色黑入肾。能壮水以制火，散无根浮游之火，益精明目，利咽喉，通二便。治骨蒸传尸，伤寒阳毒发斑，懊憹，烦渴，温疟洒洒，喉痹咽痛，瘰疬结核（寒散火，咸软坚），痈疽鼠瘘。"牡蛎，味咸，性微寒，归肝、胆、肾经。煅牡蛎质重沉降，能软坚散结，对于痰核、瘰疬、癥瘕积聚等有较好的治疗作用。《本草备要》谓其："涩肠，补水，软坚。咸以软坚化痰，消瘰疬结核、老血疝瘕。涩以收脱，治遗精崩带，止嗽敛汗，固大小肠。微寒以清热补水，治虚劳烦热，温疟赤痢，利湿止渴，为肝肾血分之药。"

【胡世平语】吾于临证，常以浙贝母、玄参、牡蛎治疗瘰疬、癥瘕积聚、乳腺增生、肺结节、胃肠息肉等病。该组合源自清代程钟龄《医学心悟》之消瘰丸。消瘰丸由玄参、煅牡蛎、贝母组成，具清热化痰、软坚散结之效。煅牡蛎重镇软坚，玄参解毒散结，浙贝母清热化痰散结，三者协同，增强软坚散结之力。此组合兼顾多因，既能清热泻火，又能化痰散结，还能活血化瘀，兼顾痰、热、瘀等因素，为软坚散结之经典组合。在应用该组合软坚散结时，可加用威灵仙。威灵仙性猛善走，具消骨鲠功效，可显著增强软坚散结之力。在临床运用中，依据患者具体病情辨证论治：若热毒壅盛，可加重玄参用量以增强清热解毒之效；若痰热郁结突出，加大浙贝母剂量以强化清热化痰散结之功；若瘀血阻滞严重，可配伍活血化瘀之品如丹参、桃仁等促进瘀血消散。

第二节　海藻、昆布

海藻味苦、咸，性寒，归肝、胃、肾经，具有消痰软坚散结、利水消肿的功效。海藻善于消痰软坚，对于瘿瘤、瘰疬、睾丸肿痛等病症有较好的疗效。《神农本草经》谓海藻："味苦，寒。主瘿瘤气，颈下核，破散结气，痈肿癥瘕坚气，腹中上下鸣，下水十二肿。"《本草备要》言海藻："泻热，软坚痰，消瘿瘤。咸润下而软坚，寒行水以泄热。故消瘿瘤、桔核、阴㿉之坚聚，痰饮脚气水肿之湿热。消宿食，治五膈。"昆布，味咸，性寒，归肝、胃、肾经，功效为消痰软坚散结、利水消肿。昆布与海藻功效相似，也擅长消痰软坚，对瘿瘤、瘰疬等疾病有良好的治疗作用，诚如《本草备要》所言："功同海藻而少滑，性雄。治水肿瘿瘤，阴㿉膈噎。"

【胡世平语】吾于临证之时，常以海藻、昆布为伍，二者联用，可扩大应用范围，用于甲状腺肿大、乳腺增生、子宫肌瘤等诸多与痰凝、气滞、血瘀相关的病症。临床应用时，当依患者具体病情辨证论治。肝郁气滞者，可配疏肝理气之品，如柴胡、香附；血瘀重者，加活血化瘀之药，如当归、丹参；痰湿重者，加健脾化痰之属，如半夏、陈皮；若增强软坚散结之效，可与夏枯草、浙贝母、牡蛎等药联用。然二者性寒，脾胃虚寒者慎用；且含碘，甲状腺功能亢进者需谨慎。

第三节　金钱草、海金沙、金铃子、鸡内金

金钱草，味甘、咸，性微寒，归肝、胆、肾、膀胱经，具有利湿退黄、利尿通淋、解毒消肿的功效，善治湿热黄疸、石淋、热淋等病症，对泌尿系结石有较好的治疗作用。海金沙，味甘、咸，性寒，归膀

胱、小肠经，能清热利湿、通淋止痛，主要用于热淋、石淋、血淋等淋证。《本草纲目》谓海金沙："甘、寒，无毒……治湿热肿满，小便热淋、膏淋、血淋、石淋茎痛，解热毒气。"金铃子（川楝子）味苦，性寒，有小毒，归肝、小肠、膀胱经，具有疏肝泻热、行气止痛、杀虫的功效。《神农本草经》谓其："味苦，寒。主温疾伤寒，大热烦狂，杀三虫，疥疡，利小便水道。"鸡内金味甘，性平，归脾、胃、小肠、膀胱经，具有健胃消食、涩精止遗、通淋化石之功。《本草纲目》谓鸡内金："治小儿食疟，疗大人淋漓反胃，消酒积，主喉闭乳蛾，一切口疮，牙疳诸疮。"

【胡世平语】金钱草、海金沙、金铃子、鸡内金，此四味药组成"四金汤"，乃吾于临证之时常常运用之妙方，主要用于治疗胆结石、泌尿系统结石等病症。该组合配伍精妙，具有化石排石之功，不仅考虑了清热利湿以消除结石形成的因素，又有通淋排石的直接作用，疗效显著。此外，该组合还能缓解疼痛，同时鸡内金的健胃消食作用可顾护脾胃，防止因长期用药对脾胃造成损伤。

第四节　橘核、荔枝核

橘核味苦，性平，归肝、肾经，具有理气、散结、止痛的功效，主要用于疝气疼痛、睾丸肿痛、乳痈乳癖等病症，《本草备要》谓其"能入厥阴，行肝气，消肿散毒"。荔枝核味甘、微苦，性温，归肝、肾经，具有行气散结、散寒止痛的作用，常用于疝气疼痛、睾丸肿痛、胃脘痛、痛经。《本草备要》言荔枝核："宣。散寒湿。甘涩而温。入肝肾，散滞气，辟寒邪。治胃脘痛，妇人血气痛。其实双结，核似睾丸，故治癀疝卵肿，有述类象形之义。"

【胡世平语】橘核与荔枝核这一药物组合，于吾临证之时，常被运用于治疗疝气疼痛、睾丸肿痛等症，在现代疾病中，对前列腺增生、慢性前列腺炎等亦有良效。橘核与荔枝核皆具散结止痛之功效，二者配伍施用，可显著增强理气散结、止痛之作用。再者，橘核性平，荔枝核性温，两者相伍，可兼顾寒温，从而适用于不同体质之患者。对于因寒凝、气滞所导致之疼痛，荔枝核之温性能够散寒止痛；而对于因肝郁气滞所致之疼痛，橘核之性平则可理气散结。在临床加减方面，若遇湿热壅盛者，可加用蒲公英、川楝子，以清热利湿、疏肝理气；若寒湿为甚，则可加用小茴香、吴茱萸，以温里散寒、行气止痛；若瘀血表现明显者，可加用炒王不留行、大黄，以活血化瘀、通利血脉。

第十四章　补肝肾强筋骨祛风湿类

第一节　独活、桑寄生

独活，《神农本草经》云："味苦，平。主风寒所击，金疮止痛，贲豚，痫痉，女子疝瘕。"《本草备要》云："宣。搜风，去湿。辛苦微温。气缓善搜，入足少阴（肾）气分，以理伏风。"桑寄生，《神农本草经》云："味苦，平。主腰痛，小儿背强，痈肿，安胎，充肌肤，坚发齿，长须眉，其实明目，轻身通神。"《本草备要》记载："补筋骨，散风湿。苦坚肾，助筋骨而固齿长发（齿者骨之余，发者血之余）；甘益血，止崩漏而下乳安胎（三症皆由血虚）。外科散疮疡，追风湿。"独活，味辛、苦，性微温，归肾、膀胱经，具有祛风除湿、通痹止痛之功效，善治风寒湿痹，尤以下半身痹痛为宜。桑寄生，味苦、甘，性平，归肝、肾经，有祛风湿、补肝肾、强筋骨、安胎元的作用。

【胡世平语】吾于临证之际，常将二者联合用于肝肾亏虚、风湿痹阻所致之腰膝疼痛、屈伸不利者。两药相合可见于《备急千金要方》中的独活寄生汤："夫腰背痛者，皆由肾气虚弱，卧冷湿地当风所得也。不时速治，喜流入脚膝，为偏枯冷痹缓弱疼重，或腰痛挛脚重痹，宜急服此方。独活三两，寄生、杜仲、牛膝、细辛、秦艽、茯苓、桂心、防风、芎䓖、人参、甘草、当归、芍药、干地黄各二两。上十五味，㕮咀，以水一斗，煮取三升，分三服，温身勿冷也。"独活、桑寄生药力均可深入肝肾之经。独活味辛能散，味苦能燥，性微温通利，善祛风寒湿邪，通利关节而止痹痛，正如《本草汇言》所云："独活，善行血分，祛风、行湿、散寒之药也。"桑寄生味苦、甘，性平，既能祛风湿，又能补肝肾、强筋骨。二药一散一补，独活以祛邪为主，桑寄生以扶正为要；一燥一润，独活燥散风湿，桑寄生滋养肝肾。二者配合，扶正祛邪兼顾，燥润相济，可有效地祛风除湿、通痹止痛、补肝肾、强筋骨，使风寒湿邪得除，肝肾得养，痹痛得解。在临床实践当中，对于此类肝肾不足、风寒湿痹之患者，巧妙运用独活与桑寄生药对，尤其适用于风湿性关节炎、类风湿关节炎、腰椎间盘突出症等疾病。临床应用时独活有一定的辛散温燥之性，对于阴虚血燥者应慎用。

第二节　杜仲、牛膝

杜仲，《神农本草经》云："味辛，平。主腰脊痛，补中，益精气，坚筋骨，强志，除阴下痒湿，小便余沥。"《本草备要》记载："补腰膝。甘温能补，微辛能润。色紫入肝经气分，润肝燥，补肝虚。子能令母实，故兼补肾。肝充则筋健，肾充则骨强，能使筋骨相着。"牛膝，《神农本草经》云："味苦，酸。主寒湿痿痹，四肢拘挛，膝痛不可屈伸，逐血气，伤热，火烂，堕胎。"《本草备要》记载："补肝肾，泻恶血。苦酸而平。足厥阴、少阴经药（肝、肾），能引诸药下行。酒蒸则甘酸而温，益肝肾，强筋骨，治腰膝骨痛，足痿筋挛，阴痿失溺，久疟下痢，伤中少气。"杜仲性温，味甘，归肝、肾经，具补肝肾、强筋骨、安胎之效。牛膝味苦、酸，性平，归肝、肾经，有逐瘀通经、补肝肾、强筋骨、利尿通淋、引血下行之功。

【胡世平语】吾于临证之时，杜仲与牛膝常相伍为用，治疗肝肾亏虚、瘀血阻滞引起的腰痛、足跟痛之症。二药恰似珠联璧合。杜仲甘温，长于补肝肾、强筋骨，为肝肾不足、腰膝酸软之良药，其性主补，守而能固。牛膝苦酸性平，既补肝肾、强筋骨，又可逐瘀通经、引血下行、引药下行，以通为用。二药一补一通，杜仲培补肝肾之本，牛膝通利经络之瘀；一守一行，杜仲稳固根基，牛膝引领药力下行并疏通气血。此对药尤适用于肝肾亏虚、经络阻滞之证。肝主筋，肾主骨，肝肾亏虚则筋骨失养；经络阻滞则气血不畅，不通则痛。正所谓"不荣则痛，不通则痛"。在临证实践中，对于此类肝肾不足兼经络不畅引起的腰痛、足跟痛等痛症，巧用杜仲与牛膝对药，可有效补肝肾、强筋骨、通经络、行气血，使肝肾得补，经络得通，筋骨得养，疼痛得除。该二药对肝肾不足引起的胎动不安等亦有一定辅助治疗之效。

第三节　薏苡仁、木瓜

薏苡仁，《神农本草经》云："味甘，微寒。主筋急拘挛，不可屈伸，风湿痹，下气。"《本草备要》记载："补脾胃。通，行水。甘淡微寒而属土，阳明（胃）药也。甘益胃，土胜水，淡渗湿。泻水所以益土，故健脾，治水肿湿痹，脚气疝气，泄痢热淋；益土所以生金，故补肺清热（色白入肺，微寒清热），治肺痿肺痛，咳吐脓血；扶土所以抑木，故治风热筋急拘挛。"木瓜，《本草备要》记载："补，和脾，舒筋。涩，敛肺。酸涩而温，入脾肺血分。敛肺和胃，理脾伐肝，化食止渴，气脱能收，气滞能和，调营卫，利筋骨，去湿热，消水胀。治霍乱转筋（夏月暑湿，邪伤脾胃。阳不升，阴不降，则挥霍撩乱，上吐下泻，甚则肝木乘脾，而筋为之转也。《食疗》云：煮汁饮良。时珍曰：肝虽主筋，而转筋则因风寒湿热袭伤脾胃所致。转筋必起于足腓，腓及宗筋皆属阳明。木瓜治转筋，取其理筋以伐肝也。土病则金衰而木盛，故用酸温以收脾肺之耗散，而借其走筋以平肝邪，乃土中泻木以助金也。陶宏景曰：凡转筋呼木瓜名，写木瓜字，皆愈）……"薏苡仁性凉，味甘、淡，归脾、胃、肺经，具有利水渗湿、健脾止泻、除痹、排脓、解毒散结之功效。木瓜性温，味酸，归肝、脾经，有舒筋活络、和胃化湿之效。

【胡世平语】吾于临证之际，薏苡仁与木瓜常相伍，用于治疗湿阻经络之双下肢筋痛、痹痛等症。当湿邪留滞经络关节，气血不畅，筋脉失养，则发为痹痛拘挛。正如古人所言，"湿胜则濡泻，筋脉拘急"。木瓜酸温气香，以香温为用，化湿为功，酸入肝而滋生津液、舒筋活络，为久风顽痹、筋脉拘急之要药，前人有"木瓜最疗转筋"之说。薏苡仁甘淡微寒，甘以健脾，淡以渗湿，既能利水除湿浊，又能舒筋缓挛急。二药参合，一寒一温，相互为用，使运脾除湿、舒筋活络之功倍增，且无寒热之偏，不论是湿郁化热，热灼筋脉，还是寒湿凝滞，筋脉拘挛之症，皆可应用；一渗一敛，薏苡仁渗湿下行，木瓜酸敛舒筋，二者协同，使湿邪有出路而筋脉得养，肢体痹痛、拘挛等症得以缓解，特别适用于风湿性关节炎、类风湿关节炎等疾病。临床应用时，若湿邪偏重，可加大薏苡仁用量，或配伍苍术、黄柏等加强祛湿之力；若疼痛明显，可加威灵仙、秦艽等增强通络止痛之效；若兼水肿，可加防己、五加皮等利水渗湿之品。加一味车前子，三药合用作茶饮，对于高尿酸血症所致的痛风证亦可缓解。

第四节　狗脊、续断

狗脊，《神农本草经》云："味苦，平。主腰背强，关机缓急，周痹，寒湿，膝痛，颇利老人。"《本草备要》记载："平补肝肾。苦坚肾，甘益血，温养气。治失溺不节，脚弱腰痛，寒湿周痹。除风虚，强机关，利俯仰（滋肾益肝，则骨健而筋强）。"续断，《神农本草经》云："味苦，微温。主伤寒，补不足，金创痈伤，折跌，续筋骨，妇人乳难。"《本草备要》记载："补肝肾，理筋骨。苦温补肾、辛温补肝。能宣通血脉而理筋骨。主伤中，补不足，暖子宫，缩小便，破瘀血。"狗脊味苦、甘，性温，归肝、肾经，具有祛风湿、补肝肾、强腰膝之功。续断味苦、辛，性微温，归肝、肾经，能补肝肾、强筋骨、续折伤、止崩漏。

【胡世平语】吾于临证之时，善用二药治疗肝肾亏虚所致之腰膝酸软、下肢无力等症。狗脊温养肝肾、祛风除湿，以扶正祛邪，强腰脊利关节。续断补肝肾、行血脉、续筋骨，善治肝肾不足之腰膝酸软与筋伤骨折。二药一温一补，狗脊温通阳气以助补肝肾，续断滋补阴血而强筋骨，阴阳相济；一祛一续，狗脊祛风湿以利关节，续断续折伤而通血脉。二者协同，扶正与祛邪兼顾，适用于肝肾不足兼风湿痹阻之证。肝主筋，肾主骨，肝肾亏虚则筋骨失养；风湿之邪入侵，痹阻经络关节，气血不畅，不通则痛，不荣亦痛。在临床实践当中，对于此类肝肾亏虚、风湿痹阻之患者，妙用狗脊与续断药对，可有效地补肝肾、强腰膝、祛风湿、续筋骨，适用于腰膝酸软疼痛、下肢无力、痹证日久、骨折损伤后期等病症，对肝肾不足所致的胎漏下血、崩漏等亦有一定的治疗作用。

第五节　补骨脂、杜仲

补骨脂，《本草备要》记载："燥。补命火。辛苦大温，入心包、命门。补相火以通君火，暖丹田，壮元阳，缩小便。"《神农本草经疏》云补骨脂"能暖水脏，阴中生阳，壮火益土之要药也"。杜仲，《神农本草经》云："味辛，平。主腰脊痛，补中，益精气，坚筋骨，强志，除阴下痒湿，小便余沥。"《本草备要》记载："补腰膝。甘温能补，微辛能润。色紫入肝经气分，润肝燥，补肝虚。子能令母实，故兼补肾。肝充则筋健，肾充则骨强，能使筋骨相着。"补骨脂，性味辛、苦、温，归肾、脾经，具有补肾壮阳、固精缩尿、温脾止泻、纳气平喘的功效。杜仲性温，味甘，归肝、肾经，具补肝肾、强筋骨、安胎之效。

【胡世平语】吾于临证中常将二药合用治疗肾虚所致腰痛之症。补骨脂、杜仲药对来源于《太平惠民和剂局方》之青蛾丸，文中记载："治肾气虚弱，风冷乘之，或血气相搏，腰痛如折，起坐艰难，俯仰不利，转侧不能，或因劳役过度，伤于肾经，或处卑湿，地气伤腰，或坠堕伤损，或风寒客搏，或气滞不散，皆令腰痛，或腰间似有物重坠，起坐艰辛者，悉能治之。胡桃（去皮、膜）二十个，蒜（熬膏）四两，破故纸（酒浸、炒）八两，杜仲（去皮，姜汁浸，炒）十六两。上为细末，蒜膏为丸。每服三十丸，空心温酒下，妇人淡醋汤下。常服壮筋骨，活血脉，乌髭须，益颜色。"补骨脂其补肾壮阳之力可直达下焦，温煦肾脏，充实肾中元阳；杜仲其性平和，善补肝肾之不足，以强筋健骨见长。腰为肾之府，肾虚则腰府失养，发为腰痛。二药协同，皆入肾经，使阳气得充，筋骨得养，腰痛自除。临床应用时，若偏于肾阳虚甚者，可加巴戟天、肉苁蓉等温补肾阳之品；若肾阴虚兼见虚热者，可配熟地黄、山茱萸等滋补肾阴，兼清虚热；若腰痛冷痛明显，寒湿较重，可加独活、桑寄生、威灵仙等祛风湿、散寒止痛；若伴有瘀血阻滞，腰部刺痛，可加丹参、川芎、红花等活血化瘀之药。

第十五章　固涩收敛类

第一节　五味子、五倍子

五味子味酸、甘，性温，归肺、心、肾经，具有收敛固涩、益气生津、补肾宁心之功效，善治久咳虚喘、自汗盗汗、遗精滑精、久泻不止、津伤口渴、心悸失眠等症。《本草备要》言五味子："补肺肾，涩精气。性温。五味俱备（皮甘、肉酸、核中苦辛，都有咸味），酸咸为多，故专收敛肺气而滋肾水。益气生津，补虚明目，强阴涩精，退热敛汗，止呕住泻，宁嗽定喘。除烦渴，消水肿，解酒毒。收耗散之气，瞳子散大。"五倍子味酸、涩，性寒，归肺、大肠、肾经，有敛肺降火、涩肠止泻、敛汗止血、收湿敛疮之功，常用于肺虚久咳、肺热痰嗽、久泻久痢、自汗盗汗。《本草备要》言五倍子："涩。敛肺。酸咸。其性涩，能敛肺；其气寒，能降火。生津化痰，止嗽止血，敛汗解酒。"

【胡世平语】五味子与五倍子皆具收敛固涩之性，两者配伍，可增强收敛固涩之力。吾于临证之时，常以二药合用。如遇自汗盗汗之症，可参《医学正传》之牡蛎散方义，加煅牡蛎、浮小麦等，增强止汗之效；治遗精滑精，可合《医方集解》之金锁固精丸方义，配沙苑子、芡实等，固肾涩精；疗久泻久痢，则仿《伤寒论》之赤石脂禹余粮汤之法，伍赤石脂、禹余粮等，涩肠止泻。此组合对于自汗盗汗、遗精滑精、久泻久痢等病症，疗效确切，实乃临证之良配。

第二节　麻黄根、浮小麦、煅牡蛎

麻黄根，味甘、涩，性平，归心、肺经，具有固表止汗的功效，专用于自汗、盗汗，为敛汗之要药。《本草纲目》谓："麻黄发汗之气骏不能御，而根节止汗效如影响，物理之妙，不可测度如此。"浮小麦味甘，性凉，归心经，能益气、除热、止汗，常用于自汗、盗汗、骨蒸劳热。《本草备要》记载："浮小麦咸凉。止虚汗盗汗，劳热骨蒸。"《本草纲目》记载浮小麦："益气除热，止自汗盗汗，骨蒸虚热，妇人劳热。"煅牡蛎，味咸，性微寒，归肝、胆、肾经，有收敛固涩、制酸止痛、重镇安神、软坚散结的作用，可用于自汗、盗汗。《本草备要》谓煅牡蛎："涩以收脱，治遗精崩带，止嗽敛汗，固大小肠。"

【胡世平语】麻黄根、浮小麦、煅牡蛎均有止汗的功效，三者配伍使用，可增强止汗作用，对自汗、盗汗等病症有显著疗效。麻黄根固表止汗，针对表虚不固；浮小麦益气除热止汗，兼顾气虚有热；煅牡蛎收敛固涩，可用于多种汗证。三者合用，可针对不同的汗证病机，全面调理。吾于临证之时，常以此三味药加减治疗自汗、盗汗。若气虚明显，可加用黄芪、白术等补气之品；若阴虚内热，可配伍生地黄、地骨皮等滋阴清热药。但需要注意的是，此三药虽有止汗之效，但对于实邪所致的汗证应慎用，以免闭门留寇。

第三节　金樱子、覆盆子

金樱子，味酸、甘、涩，性平，归肾、膀胱、大肠经，具有固精缩尿、固崩止带、涩肠止泻的功效，常用于遗精滑精、遗尿尿频。《本草备要》记载金樱子："涩精，固肠。酸涩，入脾、肺、肾三经，固精秘气。治梦泄遗精，泄痢便数。"覆盆子味甘、酸，性温，归肝、肾、膀胱经，能益肾固精缩尿、养肝明目，主要用于遗精滑精、遗尿尿频、阳痿早泄。《本草备要》谓覆盆子："平补肝肾。甘酸微温。益肾脏而固精，补肝虚而明目。起阳痿，缩小便，泽肌肤，乌髭发，女子多孕。同蜜为膏，治肺气虚寒。"

【胡世平语】吾于临证之时，常以此对药施治。凡遇肾虚不固所致之遗精滑精、遗尿尿频等病症，屡获良效。盖因肾虚不固，封藏失职，方致此类疾患。金樱子固精缩尿、固崩止带、涩肠止泻，覆盆子益肾固精缩尿、养肝明目，二者合力，共奏补肾固精、缩尿止遗之效。若患者之证偏于肾阳虚衰，可加用菟丝子、巴戟天等补肾阳之品。菟丝子，辛甘平，补肾益精，养肝明目；巴戟天，辛甘微温，补肾助阳，强筋健骨。二者与金樱子、覆盆子相伍，可温补肾阳，增强肾之封藏之力，以治肾阳虚所致之遗精滑精、遗尿尿频等症。若肾阴亏虚之象明显，则可配伍熟地黄、山茱萸等滋肾阴之药。熟地黄，味甘，性微温，滋阴补血，益精填髓；山茱萸，味酸，性微温，补益肝肾，收敛固涩。此二药与金樱子、覆盆子合用，可滋补肾阴，使肾之阴阳平衡，以疗肾阴虚所致之遗精滑精、遗尿尿频等症。若患者伴有脾虚之候，可加用白术、茯苓等健脾之药。白术，味苦、甘，性温，健脾益气，燥湿利水；茯苓，味甘、淡，性平，利水渗湿，健脾宁心。此二药与金樱子、覆盆子相配，可健脾益气，使脾旺则肾有所养，以治脾虚兼肾虚不固所致之遗精滑精、遗尿尿频等症。

第四节　桑螵蛸、海螵蛸

桑螵蛸味甘、咸，性平，归肝、肾经，具有固精缩尿、补肾助阳的功效，主要用于遗精滑精、遗尿尿频、小便白浊等。《神农本草经》谓其："味咸，平。主伤中，疝瘕，阴痿，益精生子，女子血闭，腰痛，通五淋，利小便水道。"《本草纲目》记载："桑螵蛸，肝、肾、命门药也，古方盛用之。"古人以螳螂于桑树产子为得桑之精气，故能补肾助阳、固精缩尿。海螵蛸，味咸、涩，性温，归脾、肾经，能收敛止血、涩精止带、制酸止痛、收湿敛疮，常用于吐血衄血、崩漏便血、遗精滑精、赤白带下、胃痛吞酸，《本草品汇精要》谓其"止精滑，去目翳"。

【胡世平语】桑螵蛸与海螵蛸皆有固精缩尿之效，两者相伍，协同为用，其固涩之力得以增强。吾于临证之际，常以此药对施治。凡遇遗精滑精、遗尿尿频之症，屡获良效。盖因下元不固，肾失封藏，膀胱失约，方致此类疾患。桑螵蛸固精缩尿、补肾助阳，海螵蛸涩精止带，二者合力，共奏补肾固精、缩尿止遗之效。临证之时，当详察病情。若兼肾阳不足之象，可加肉苁蓉、巴戟天等补肾阳之品，以助阳气升腾，增强肾之封藏；若见阴虚火旺之候，可配伍知母、黄柏等滋阴降火药，以达阴阳平衡。

第五节　乌药、益智仁、山药

乌药味辛，性温，归肺、脾、肾、膀胱经，具有行气止痛、温肾散寒的功效，常用于寒凝气滞所致的胸胁满闷、脘腹胀痛、疝气疼痛、尿频遗尿。《本草备要》谓乌药："宣。顺气。辛温香窜，上入脾肺，下通肾经。能疏胸腹邪逆之气，一切病之属气者皆可治。"益智仁味辛，性温，归脾、肾经，能暖肾固精缩尿，温脾止泻摄唾，主要用于肾虚遗尿、小便频数、遗精白浊、脾寒泄泻、腹中冷痛、口多唾涎等。《本草备要》谓益智仁："燥脾肾，补心肾。辛热。本脾药，兼入心肾。主君相二火，补心气、命门、三焦之不足。能涩精固气，又能开发郁结，使气宣通，温中进食。摄涎唾，缩小便（肾与膀胱相表里，益智辛温固肾。盐水炒，同乌药等分，酒煮，山药糊丸，盐汤下，名缩泉丸）。"山药味甘，性平，归脾、肺、肾经，具有补脾养胃、生津益肺、补肾涩精的作用，常用于脾虚食少、久泻不止、肺虚喘咳、肾虚遗精、带下、尿频、虚热消渴。《本草备要》谓山药："补脾肺，涩精气。色白入肺，味甘归脾。入脾肺二经，补其不足，清其虚热。固肠胃，润皮毛，化痰涎，止泻痢。肺为肾母，故又益肾强阴，治虚损劳伤；脾为心子，又能益心气，治健忘遗精。生捣，敷痈疮，消肿硬。"

【胡世平语】乌药、益智仁、山药之组合，乃源自方剂缩泉丸，此方可有效治疗下元虚冷所致之小便频数、小儿遗尿等病症。吾于临证之时，常以此药对施治，用以治疗尿频、遗精等症。三者配伍，相得益彰，可温肾健脾。乌药散寒行气，益智仁固精缩尿，山药补肾健脾，共奏增强固精缩尿之效，对于肾虚遗尿、小便频数、遗精等病症，疗效甚佳。在临证加减方面，若患者肾阳虚之象极为明显，则可加用附子、肉桂等药，以增强温补肾阳之力。二者与乌药、益智仁、山药合用，可使肾阳得温，气化有权。若患者脾虚湿盛，可加用白术、茯苓等药以健脾祛湿。此二药与乌药、益智仁、山药配伍，可健脾祛湿，使脾运得健，湿邪得除。若患者有下焦湿热之证，可配伍黄柏、车前子等药以清热利湿。湿热得去，则膀胱气化复常，尿频遗尿自止。

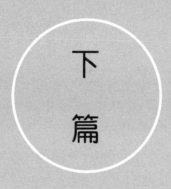

临证辑要

第十六章 猛药起沉疴

在中医的治疗理念与实践中，猛药起沉疴的意义深远且重大。中医在漫长的发展历程中，始终面临着各种复杂病症的挑战。有些疾病在初期未能得到有效控制，逐渐发展为顽固的沉疴痼疾。此时，常规的平和之药往往力不能及，猛药在这种情境下就展现出了独特的价值。笔者在运用猛药方面稍有心得。从理论基础来看，中医强调人体的阴阳平衡与气血调和。然而，当疾病发展到严重阶段，人体的内环境被严重破坏，气血逆乱，阴阳严重失调。猛药如同战场上的精锐之师，能够迅速扭转颓势。此外，就目前用药习惯和中药的相关管理条例，猛药使用偏少，并且受限制，更重要的是众多临床医生不会用、不敢用猛药。因此，重申猛药对疾病的治疗作用尤为重要。

一、猛药的定义、特点及适应证

猛药第一是指"大毒之药"，又称"虎狼药"，如甘遂、大戟、芫花、斑蝥、红娘子。第二指药性偏峻，又称"霸道药"。例如，寒如石膏、寒水石，热如附子、硫黄，攻如大黄、巴豆，辛如麻黄、细辛等。第三是指药性平和，但用量特重，也可视为猛药，如大剂量黄芪、白术。猛药具有作用迅速、攻专力强、药重胜病的特点，主要适用于急病重症、邪大实或正大虚、慢性病、疑难病。

二、猛药集锦与体会

（一）止痛良药——洋金花、乌头

洋金花：辛，温，有毒，归心、肺、脾经。功效：止咳平喘，止痛镇静。乌头：辛、苦，热，有大毒，归心、肝、脾、肾经。功效：祛风除湿，温经散寒止痛。周围血管性疾病引起的剧烈疼痛，洋金花配伍乌头止痛，洋金花用量 0.1g，乌头用量 3g。二者虽然俱为有毒之品，但配伍后既能使毒性大大降低，又可以增强止痛效果。

（二）最毒虫药——斑蝥、红娘子

斑蝥：味辛，性热，归肝、胃、肾经。功效：破血逐瘀，散结消癥，攻毒蚀疮。红娘子：苦、辛，平，有毒，归肝经。功效：攻毒，通瘀，破积。外用治瘰疬、癣疮，内服治血瘀经闭、狂犬咬伤。二者均具有攻毒、逐瘀、破积之功，且毒性峻烈。

（三）毒药妙用——马钱子、木鳖子

马钱子：苦，寒，有大毒，归肝、脾经。功效：散结消肿，通络止痛。《串雅补》云："此药走而不守，有马前之名，能钻筋透骨，活络搜风。治风痹瘫痪，湿痰走注，遍身骨节酸疼，类风不仁等症。"木鳖子：苦、微甘，凉，有毒，归肝、脾、胃经。功效：散结消肿，攻毒疗疮。《冯氏锦囊秘录》记载木鳖子"禀火土之气，感长夏暑热之令以生，味甘，气温，有毒，为散血热、除壅毒之要药。但宜外用，勿轻内服"。

临床使用马钱子时，要用砂炒或油炸，剂量一般控制在 0.9～1.5g，入丸散剂，疗效显著。针对重症肌无力的使用，可以与补中益气汤加减，剂量在 0.3～0.6g。因马钱子有兴奋神经的作用，可与麻黄同用，治疗性欲淡漠。在下肢静脉疾病、臁疮腿等的治疗中，木鳖子能够活血化瘀、消肿止痛、攻毒散结、清热解毒，可配伍水蛭、姜黄等药。

（四）逐水四药——大戟、芫花、甘遂、牵牛子

大戟：苦、辛，寒，有毒，入肺、脾、肾、膀胱经。功效：泻水逐饮，消肿散结。芫花：辛、苦，温，有毒，入肺、脾、肾、膀胱经。功效：泻水逐饮，祛痰止咳，解毒杀虫。甘遂：苦，寒，有毒，入脾、肺、肾、膀胱、大肠、小肠经。功效：泻水逐饮，破积通便。牵牛子：苦、辛，寒，有毒，入肺、肾、大肠、小肠经。功效：利水通便，祛痰逐饮，消积杀虫。大戟、芫花、甘遂、牵牛子联合使用对于治疗胸腔积液与肝硬化或肝癌腹水，疗效可靠。

（五）温阳祛寒二药——巴豆、硫黄

巴豆：辛，热，有大毒，入胃、肺、脾、肝、肾、大肠经。《神农本草经》记载巴豆可"破癥瘕积聚，坚积，留饮痰癖，大腹水胀，荡练五脏六腑，开通闭塞，利水谷道，去恶肉"。巴豆不仅可以温下通便，治疗胃冷寒积，而且对囊肿、结节、肿瘤等病也有显著的治疗效果，临床可配伍桔梗、浙贝母、牡蛎、三棱、莪术等药。硫黄：酸，温，有毒，归肾、大肠经。功效：外用解毒杀虫疗疮，内服补火助阳通便。《本草纲目》："硫黄秉纯阳之精，赋大热之性，能补命门真火不足。"硫黄为壮阳之极品，大热性质使其成为温补下焦的第一良药，尤其适用于沉寒痼冷之症，如黎明泄泻、小儿久泻、胃寒呕吐、寒饮咳喘。

（六）通络三药——全蝎、蜈蚣、壁虎

全蝎：辛，平，有毒，归肝经。功效：息风镇痉，攻毒散结，通络止痛。《医学衷中参西录》言："全蝎，其性虽毒，专善解毒，消除一切疮疡，与蜈蚣为伍药，其力相得益彰也。"蜈蚣：辛，温，有毒，归肝经。功效：息风镇痉，功毒散结，通络止痛。壁虎：咸，寒，有小毒，归肝经。功效：祛风定惊，解毒散结。全蝎、蜈蚣、壁虎相伍，内而脏腑，外而经络搜风、散结、通络，化瘀之功尤捷，适用于癫痫、惊风、中风、肢体麻木、阳痿、肿瘤、风湿顽痹等。

（七）化瘀二药——水蛭、土鳖虫

水蛭：咸、苦，平，有小毒，归肝经。功效：破血，逐瘀，通经。张锡纯谓："水蛭味咸，色黑，气腐，性平。为其味咸，故善入血分；为其原为噬血之物，故善破血；为其气腐，其气味与瘀血相感召，不与新血相感召，故但破瘀血而不伤新血。"土鳖虫：咸，寒，有小毒，归肝经。功效：破瘀血，续筋骨。水蛭、土鳖虫相伍，治疗瘀血、死血之功尤效，针对中晚期肝病可根据凝血情况酌情使用。

（八）利水猛药——蟾皮、蝼蛄

蟾皮：味苦，性凉，有毒，归心、肺、脾、大肠经。功效：清热解毒，利水消肿。蝼蛄（又名土狗）：咸，寒，有小毒，归膀胱、大肠、小肠经。功效：利水消肿。蟾皮与蝼蛄配伍，适用于顽固性腹水（肝硬化、

肝癌）及小便不利。

（九）常用倍量——黄芪、白术

黄芪：甘，微温，入肺、脾经。功效：益卫固表，利水消肿，托毒生肌。黄芪大量，可以治疗重症肌无力，常用剂量为60g起，配伍马钱子效果更为突出。黄芪大量，可以用于治疗慢性肾炎，常用剂量30g起，可与金水宝联用。临床常用方剂防己黄芪汤、参芪地黄汤。黄芪大量，可以治疗慢性肝病，提高免疫力，改善肝功能，通常剂量30g以上。对于外科疮疡久不吸收，可以配伍柴胡、当归、金银花、乳香、没药、白及。白术：苦、甘，温，归脾、胃经。功效：健脾益气，燥湿利水，止汗，安胎。《金匮要略·痉湿喝病脉证》云："伤寒八九日，风湿相搏，身体疼烦，不能自转侧，不呕不渴，脉浮虚而涩者，桂枝附子汤主之。若大便坚，小便自利者，去桂加白术汤主之。"白术大量既可以补脾气，又可以生津，故而在临床中常用于治疗脾虚津枯的便秘，生白术通便力量更佳，常用剂量30g起，与枳实相配，通便作用更为明显。

三、猛药使用注意事项

为医者选用猛药绝不能孟浪从事，图快一时而贻害无穷，应须始终关注邪正关系、虚实状态、量效比重、风险大小，既要有胆识，还要明利弊、知进退、懂权衡。在使用猛药时，由于猛药多具药性峻烈之性，容易破血耗气损伤正气，且具有毒性，使用时应中病即止，不可峻功久服。另外，要做到知常达变。毒药用在常人身上，这是毒药，不可过用。然而针对重症、大病、顽疾、实症的患者应大胆使用，不可掣肘，不要瞻前顾后。此外，毒药多有败损脾胃之嫌，临证使用时应攻补兼施，顾护脾胃。

第十七章 "神不使"理论

笔者在长期的临床观察中发现，慢性肝病患者迁延难愈，不仅责之于形体受损，而且神机不用往往是导致慢性肝病进展加重的关键。基于"神不使"理论，针对慢性肝病的治疗中，总结了几点治疗思路：御心神，统百官；调胃神，复生机；补形体，濡养神；移情性，存正念。

一、"神不使"理论内涵

《素问·汤液醪醴论》载："帝曰：形弊血尽而功不立者何？岐伯曰：神不使也。帝曰：何谓神不使？岐伯曰：针石，道也。精神不进，志意不治，故病不可愈。"明代医家张景岳曾对"神不使"注释："凡治病之道……行药在乎神气，故治施于外，则神应于中……若以药剂治其内而脏气不应，此其神气已去，而无可使矣。"窥探《黄帝内经》之旨与张景岳理解可知，当疾病进展至晚期，患者形体衰败，气血耗竭，尽管施用针药以正治，但由于神不使，对药物治疗无反应，亦难以建功，最终出现危候。分析其原因，一方面，责之于形体不充，神无所附，气血不足，神无所养，两者交互影响，神机不用，所谓"得神者昌，失神者死"，故病久而难愈。另一方面，归结于患者长期受疾病所扰，自我对疾病的治疗丧失信心，不信任医生，即出现"精神不进，志意不治"。正如《素问·五脏别论》所言："拘于鬼神者，不可与言至德……病不许治者，病必不治，治之无功矣。"显然，一旦出现上述情况，良医巧工恐亦束手无策。因此，重视"神不使"在疾病治疗过程中的影响，对于提高临床疗效、促进疾病向愈与预后具有重要意义。

二、"神不使"与慢性肝病的相关性

慢性肝病为临床难愈性疾病，其中慢性乙型病毒性肝炎（简称慢性乙肝），由于缺乏彻底消除病毒的特异性治疗药物，患者通常存在反复病毒感染的机会，而且，当下抗病毒药物容易产生耐药性，且伴随明显的不良反应，疾病治疗往往效果不理想，容易进展为肝硬化甚至肝癌。加之患者长期服药与预期效果的落差，容易出现精神衰退，从而更加导致药物难以吸收不能发挥作用。此外，肝纤维化尚无可用的有效治疗药物，肝硬化失代偿期及肝癌所出现的如顽固性腹水、肝性脑病、出血等症也极大地增加了治疗难度。不仅如此，从中医学角度而言，慢性肝病患者长期病态，正气日虚，气血匮乏，形体渐消，脏腑功能衰退：病于心，君主之官无权，则五脏六腑、四肢百骸、经络血脉失于统摄，生化泯灭，肢骸不利，血脉不和；患于脾，则仓廪之官无用，纳化失济，奉养无源；见于肝，则将军之官无能，疏泄失宜，升发不利；显于肾，则作强之官无职，温煦失司，水液泛溢；损于肺，则相傅之官无统，治节紊乱，气血交结。五脏功能紊乱，气血痰浊相扰，神无养者药难为，形不足者神难充，神形俱损，况且慢性肝病治疗较难，患者心理负担亦尤为突出，两相结合，身形渐颓，神机不应，如此恶性循环往复，故而命期可待，不愈而终。

三、基于"神不使"理论慢性肝病治疗思路

（一）御心神，统百官

《素问·灵兰秘典论》记载："心者，君主之官也，神明出焉。"《灵枢·邪客》亦录有："心者，五脏六腑之大主也，精神之所舍也，其脏坚固，邪弗能容也，容之则心伤，心伤则神去，神去则死矣。"遵经言可明，心主神，是人体一切意识、思维活动的主宰，同时也是五脏六腑的统领。心主神机功能如常，则脏腑坚固，营卫和利，御邪防病而尽享天年；心神失养或者情志失调，心神受损则诸邪动乱，侵害机体，易折寿而殒命。因此，御养心神是治病的关键。慢性肝病患者常常存在焦虑、抑郁，通过有效的心理疏导及药物干预对于改善临床症状具有积极影响。在慢性肝病的治疗过程中，应该重视对心神的濡养调摄，心神存，则百官统：脾胃得令，则气血有源，升降相因；肝胆得令，则升发有权，出入协调，故而"升降出入，无器不有"；肺肾得令，则吐纳有衡，气机有化；营卫、经脉、骨骼均得其旨，则各司其职，充形养神，形神兼备，故而顽疴不起，

诸疾可愈。临证之时，甘麦大枣汤是调心神的有效方剂。甘麦大枣汤源自《金匮要略》，本为治疗妇人脏燥之方，由于慢性肝病的患者多心气馁、心血亏且心神怠，该方补益心气心血，充养心神尤佳。若伴肝郁明显者，可酌加合欢花、香附；或有惊悸突出者，可选用磁石、龙骨。此中加减，不胜枚举，择要而治，多获殊效。

（二）调胃神，复生机

《灵枢·五味》记载："胃者，五脏六腑之海也，水谷皆入于胃，五脏六腑皆禀气于胃。"张景岳亦云："盖药食之人，必先脾胃而后五脏得禀其气，胃气强则五脏俱盛，胃气弱则五脏俱衰。"胃收纳水谷，充养五脏，有胃气则生，无胃气则亡。由于胃为五脏之母，胃神衰颓，胃气难展，一方面，水谷纳化受制，气血精微难生，身形无以供养则脏不和腑不安；另一方面，胃神一败，百药难施，病进不瘥。一般而言，慢性肝病主要病位在肝脏。《素问·阳明脉解》云："阳明者，胃脉也，胃者土也，故闻木音而惊者，土恶木也。"慢性肝病在疾病发展演变过程中，往往存在肝木犯胃，损耗胃神胃气的情况。临证治疗的要点在于调养胃神，复司胃气之用，所谓"安谷则昌，绝谷乃亡……犹兵家之饷道也，饷道一绝，万众立散……谷入于胃，洒陈于六腑而气生，和调于五脏而血生，而人资之以为生者也"。笔者在临证之时，喜用轻柔质平之品以调神和胃，盖病久虚弱之体，当忌辛燥及滋腻之品，常用药物包括鸡内金、炒谷芽、炒麦芽。

（三）补形体，濡养神

《类经·八正神明泻方补圆》言："形者神之体，神者形之用，无神则形不可活，无形则神无以生。"神内寄于形体，形体之用外在表现为用神，无神则形体失充，无形则神无所附，形神俱损则病进而殒命。另外，形与神相互影响，形损则神亦衰，神病则形亦不全。诚如《慎斋遗书》所云："病于形者，不能无害于神；病于神者，不能无害于形。"慢性肝病进展至晚期，往往机体形神俱病。《素问·上古天真论》云，"形体不敝，精神不散"。有患于形者，损于肝体，则肝体不柔，肝络不畅，肝阴亏虚，加之气血痰瘀浊毒留蓄，盘根错节，肆乱无制，亢害为乱，癌巢渐著，邪侵心脑，则神昏愦而不识人。害于神者，形亦难充，大抵神机不使，脏腑功能衰退而紊乱，其升降失序，其出入失衡，其生者不生，去者不去，终至生化败乱，而生化败则形体无源以充，岂能盈满以濡神养神而奏主明则下安之功？因此笔者针对慢性肝病形神俱损的患者，常常以一贯煎或者六味地黄丸合二至丸以充养肝体，调神者除上述摄心神，复胃神之用，同样注重肝神的调摄，喜用香附、玫瑰花、生麦芽之属。

（四）移情性，存正念

慢性肝病的患者由于饱受疾病的痛苦，其往往多见负性情绪，这也是"神不使"不可忽视的重要因素之一。因此，重视对患者心理的干预与指导对于提高慢性肝病疗效十分关键。移情性，是指移精变气法。该理论源自《黄帝内经》，原文记载："毒药不能治其内，针石不能治其外，故可移精祝由而已。"祝由术的本质是移精变气。对于移精变气，王冰曾注释为："移，谓移易。变，谓变改。皆使邪不伤正，精神复强而内守也。"简言之，即通过增强患者战胜疾病的信心从而达到治疗目的的一种方法。慢性肝病进展至肝癌，所谓"谈癌色变"，患者往往心生恐惧。《素问·经脉别论》曾云，"勇者气行则已，怯者则著而为病也"。一旦负性情绪产生，则更会增加疾病治疗难度。此外，存正念，即指正念认知疗法。正念疗法作为一种新兴的绿色疗法，已经广泛应用于多种疾病。《华佗神医秘传》录有："忧则宽之，怒则悦之，悲则和之，能通斯方，谓之良医。"临证之时，对于"神不使"的患者，需要给予心理疏导，其中包括情志相胜法、移精变气法及劝导安慰等方法，不仅能消除患者的负性情绪，同时也可大大提高临床疗效。

形神俱调，御神健肝，是笔者根据《黄帝内经》"神不使"理论及大量临床观察所得。此理论对于丰富中医治疗慢性肝病的治法及方药应用、提升临床治疗效果与提高患者生存生活质量具有重要意义。今后的工作，可以"神不使"理论为视角开展大样本的临床研究，同时应用实验探析其潜在的作用机制，这对于推动慢性肝病的学科更进一步发展大有裨益。

第十八章　慢性肝病自汗治疗经验

　　慢性肝病包括脂肪肝、乙肝、肝纤维化、肝硬化、肝癌等临床常见疾病，严重影响着人民群众健康。在慢性肝病的发展过程中，患者常伴随自汗症状。目前，针对该病的研究相对较少，其发病机制尚不明确，缺乏有效的治疗方法。因此，积极探索有效的治疗方案，对于提高慢性肝病患者的生活质量，延缓疾病进展具有重要的意义。笔者在防治慢性肝病自汗的过程中积累了丰富的经验，总结出"虚""火""瘀"为慢性肝病自汗的关键病机，并提出慢性肝病自汗的治疗思路：推陈致新忌收敛，升阳举陷实脾彰，相火燔烁从肝血，诸法罔效肾为本。

一、"虚""火""瘀"为慢性肝病自汗关键病机

　　《素问·刺法论》记载："正气存内，邪不可干。"遵经之言可知，人体疾病的发生与正气虚弱密切相关。正气充盛则御邪侵袭，纵有虚风贼邪亦不可害；一旦正气虚弱，则诸邪犯乱，致生百病。慢性肝病自汗发生与进展亦责之于正气不足，病位在肝。盖正气亏虚，肝脏不荣不充，体用渐损，肝主疏泄失宜，则气血津液运行不畅，或气郁为病，或血瘀为患，或痰湿为乱，所谓"邪之所凑，其气必虚"，气血痰湿等病理产物堆积，可进一步导致正虚加重慢性肝病自汗程度。另外，正气不足，肝主藏血无权，肝体失濡，刚脏不健，亦会导致邪气留恋，耗损正气，促进慢性肝病自汗进展。就慢性肝病自汗的病机演变而言，其发作源于正虚，其发展演变常常伴随"火"和"瘀"。《临证指南医案·肝风》云："故肝为风木之脏，因有相火内寄，体阴用阳……"一方面，相火寄于肝脏，肝脏损伤，相火容易妄动。另一方面，肝主疏泄失司，气血痰湿等病理产物留蓄，瘀于脏腑经络、四肢百骸，可郁而化火。郁火、相火燔烁无制，耗气伤正，不仅迫津外泄，而且正虚固摄无力，故而汗出不止。综上，慢性肝病自汗的关键病机为虚、火、瘀，补虚泻火祛瘀为治疗原则。需要指出的是，

"瘀"不仅仅指瘀血，而是泛指一切病理产物。另外，由于慢性肝病不同疾病类型和病理表现，临床治疗时，也要有所侧重。

二、慢性肝病自汗治疗思路

（一）推陈致新忌收敛

推陈致新忌收敛，是指在治疗慢性肝病自汗时，运用化痰祛湿活血等方法祛除邪气，促进机体的新陈代谢，从而达到"阴平阳秘"的状态。该法以祛邪为主，忌用固涩收敛药，尤其适用于代谢障碍性肝病，如脂肪肝、非酒精性脂肪肝。通常，代谢障碍性肝病由于肝脾失调，气血运行不畅，津液输布受阻，气滞、血瘀、痰浊、湿热等病理产物蓄积肝脏，酿生浊脂，肝体脂肪变性，体用俱损，藏血不足，则汗液亦不充，气无所附，则携汗外泄；肝用不遂，诸邪为患，胶结化火，又蒸津外出。故而，此阶段治疗以祛邪为大法，如果一味固涩止汗，不免有关门留寇之弊，不仅邪无出路，而且容易导致慢性肝病自汗进展加重。针对此阶段的治疗，笔者常常以越鞠丸进行化裁加减，痰湿重者联合二陈汤，湿热甚者加用茵陈蒿汤或三仁汤，瘀血显者首选四物汤，气滞者择以木香流气饮。特别强调的是，在使用以上诸方时，常常配伍柴胡、大黄，此二者为不可更移之品。《本草述钩元》曰："柴胡升清阳，达胃气，推陈致新，宣畅气血，为肝之引经药。"《神农本草经》谓大黄："味苦，寒。主下瘀血，血闭，寒热，破癥瘕积聚，留饮宿食，荡涤肠胃，推陈致新，通利水谷，调中化食，安和五脏。"柴胡、大黄均俱推陈致新之功，对于促进机体新陈代谢具有良效，浊邪消则清阳复，清升浊降，经络流通贯达，脏腑藏泄有常，肌肉腠理固密，一者无迫汗外泄之邪，二者有顾护营卫之力，因以自汗自解，此通因通用之法。

（二）升阳举陷实脾彰

《金匮要略·脏腑经络先后病脉证》记载："见肝之病，知肝传脾，当先实脾。"慢性肝病自汗症状的出现，一方面是肝脏自损所致，另一方面则归结于脾脏受累。肝脏受损，肝气横逆、肝火旺盛、肝阳鸱张，克伐脾土，脾气亏虚，不能顾护营卫，可致汗泄；脾气亏虚，阴火丛生，消烁气阴，亦致汗泄。因此，慢性肝病自汗的诊疗应注重从脾论治，实脾为先。《续名医类案·自汗》录有："杨乘六治朱氏子，年二十外，劳倦发热，上半身自汗如雨，三昼夜不止。一切敛汗方法无效。脉之，浮细沉洪，软弱无力，面白无神，舌胖而软且白滑，意此必肺气大虚，而腠理不固也。以黄芪汤加五味、附子各二钱，自子至卯，连进三剂，其汗如故。思之良久，乃用蜜炙黄芪二两，人参五钱，白术一两，蜜炙升麻、柴胡、陈皮各一钱。上半身有汗，下半身无汗，明是阳气不能内敛（按：柴胡、升麻，究竟无谓），归身、炙草、炒黑干姜各二钱，白芍、五味、附子各三钱，大枣五枚，一剂而敛。此症本以劳力，伤其脾肺，中脏之阳，陷而不升，卫外之阳，虚而不固，以致阴气不肯下降，乘虚外溢。"受本医案启发，笔者认为慢性肝病自汗的治疗实脾应以升阳举陷为主。在慢性肝病过程中，脾气渐消，清阳下陷，卫外之阳衰少，固摄无权，则汗出而泄。另外，清阳下陷，阴火上承，也是导致汗出的另一原因。倘投以甘温补脾之剂，恐难以胜病，酌加升阳之属，升阳可以实卫，又具泻火之职，临证之时，常以升阳益胃汤进行加减化裁，疗效可观。

（三）相火燔烁从肝血

朱丹溪曾阐释相火云："天非此火不能生物，人非此火不能有生。"正常生理情况下，相火是人体一切生命活动的原动力。病理条件下，相火妄动则容易产生诸多疾病。慢性肝病自汗的发生与相火妄动密切相关。中医学认为肝主藏血，血汗同源，慢性肝病自汗随着病情的加重，不仅慢性肝病导致血虚，汗泄太过亦导致血虚，血虚无法敛制相火，相火妄动，燔烁气津，进一步促使汗出，如此恶性循环，则慢性肝病汗出不愈。除此之外，血不足则气无所归，亦会引发气泄而汗出。因此，针对该阶段血虚相火妄动的汗出，应治从肝血，以补益肝血为主，兼施清泻相火之属。笔者于临证之时，喜用地骨皮饮加知母、黄柏治疗。地骨皮饮由地骨皮、牡丹皮、熟地黄、当归、白芍、川芎组成。在运用此方时，常加用柴胡、升麻。一方面，相火燔烁，其性炎上，如果用药过于寒凉，则容易导致伏遏其热，其火必不能消。投以升阳之品，则其火可散而除之。另一方面，肝为刚脏，主升发。《杂病源流犀烛·肝病源流》说："肝和则生气，发育万物，为诸脏之生化。"如果凉遏太过，则肝木亢逆，且升发之性难以伸展，则相火愈煽愈炽，柴胡、升麻之用可升散其火，可顺遂其性，又具引经之用，故而能获殊效。

（四）诸法罔效肾为本

《医碥·汗》记载："汗者，水也，肾之所主也。内藏则为液，上升则为津，下降则为尿，外泄则为汗。"简言之，肾主封藏对汗液的调节具有主导作用。肾主一身元阳元阴，肾阳不充则卫阳亦不足，其主固摄无权，则汗出无制；又可见肾阳衰败，阴寒内盛，格阳于外，亦会导致汗出，此类患者自汗多伴身冷，且口干烦躁。另外，肾阴虚少，不能敛阳入阴，阴阳失和，则汗出蒸蒸。慢性肝病自汗患者随着病情的进展，病位由最初肝脾二脏失调，可逐渐累及于肾，肾脏受损，无以行封藏之职，则腠理开，玄府张，汗液大泄。综上，慢性肝病自汗日久不愈的患者应从肾论治。笔者针对以肾失封藏为主的患者治疗时，常常以六味地黄丸进行加减化裁。阴虚火旺者加知母、黄柏；肾阳不足者，加用附子、肉苁蓉。需要指出的是，虽然肝硬化失代偿期、肝癌患者湿热浊毒痰湿等邪胶结为患，但对于阴虚甚者，仍需大胆使用熟地黄，大抵熟地黄直走肾家，切不可因其滋腻而改易他药。况且，阴虚火盛者，熟地黄具壮水之主，以制阳光之殊用。另外，针对汗出不止的患者，常用大量生山茱萸、仙鹤草，通常30g起。张锡纯谓山茱萸为救脱敛汗第一要药，且山茱萸又兼补益肝肾之效。仙鹤草又名脱力草，补虚敛汗功效甚佳。

我国慢性肝病患者基数大，发病率高，临床并发症多，自汗作为常见的一种临床症状，不仅加重了慢性肝病自身疾病的进展，同时也导致患者生存生活质量下降。发挥中医药治疗慢性肝病自汗的优势，不仅要从自汗这一症状出发，同时也要与现代疾病相结合。

第十九章 治疗肝癌三法

　　根据肝脏生理病理特点、肝癌进展过程中病机演变、临床治疗用药情况、动物药的特性，以及脾肾在人体生命活动中的作用，笔者总结出治疗肝癌三法：育养肝阴，濡润方可动邪；择动物药，攻通方能驱邪；培补脾肾，生化方以御邪。

一、育养肝阴，濡润方可动邪

　　育养肝阴是治疗中晚期肝癌的主要治法。一方面，首先，《格致余论》记载："人之一身，阴不足而阳有余。"朱丹溪通过对天地日月的变化，人体生殖功能、生理病理及物质功能阴阳论的分析，概括人体生理特点为阳有余阴不足，指明人体本身处于阴血不足的状态。并且肝以阴血为体，因而肝阴不足是客观存在的。其次，慢性肝病如病毒性肝炎、肝纤维化及肝硬化等病，病位多责于肝，疾病失治或者迁延不愈常会消耗人体正气，其中肝阴虚者占有较大比重。最后，健脾化痰、补气祛瘀、清热解毒中药是临床肝癌高频用药。通常，健脾化痰药多芳香温燥，补气祛瘀药多辛苦温散，清热解毒药多苦降寒凉。以上三种类型常用药芳香温燥可伤阴、辛苦温散可损阴、苦降寒凉可败阴，因此临床用药的习性与偏性多容易损耗阴血，进一步加重肝阴不足的程度。另一方面，阴虚则火旺，火旺则伤阴，二者相互影响，恶性循环，最终往往导致疾病难愈，性命危殆。诚如朱丹溪所云："火起于妄，变化莫测，无时不有，煎熬真阴，阴虚则病，阴绝则死。"另外，中晚期肝癌患者长期饱受疾病消耗，脏腑功能衰退、经络肢体壅滞，气滞、血瘀、痰湿、浊毒等病理产物留滞，火热之邪与以上诸恶相合为乱，煎凝胶结，黏滞牢固，更需补充阴液以濡润诸邪，以奏如油洗物之效，同时亦有增水行舟之功。因此，笔者在临证针对肝阴不足肝癌患者的治疗时强调，此阶段应以育养肝阴为大法，少用或者不用平肝、理肝、疏肝、伐肝及泻肝之品。已虚竭之阴血，补尚嫌缓，倘若再以温散，岂不火上浇油，折其年寿？临证之时，笔者喜用一贯煎、二至丸等方化裁加减治疗。而且现代研究也证实，一贯煎联合西医常规治疗对改善肝癌患者临床症状、提高生存生活质量具有积极作用。二至丸可通过调节炎症因子、血管生成因子等靶标及 PI3K/Akt 信号通路发挥抗肝癌作用。

二、择动物药，攻通方能驱邪

前文已述，肝癌晚期患者，由于肝阴不足，虚火燔烁，常常导致机体恶血顽痰胶结，邪乱交织，投以育阴之品可以濡润松解盘结凝滞之邪，但若实现驱邪外出，则需要应用动物药。对于动物药，叶天士曾言："住居临海，风瘴疠气，侵入脑髓骨骱，气血不和，壅遏内蒸，头面清阳痹阻，久则邪正混处其间。草木不能见效，当以虫蚁疏通逐邪。"唐容川也指出："草木，植物也。昆虫，动物也。动物之攻尤甚于植物，以其动之性本能行，而又具攻性，则较之植物本不能行者，其攻更有力也。"分析两位先贤医家之论可知，动物药较植物药灵奇，尤擅长攻坚破积、逐瘀通络、消癥散结。笔者在长期的临床实践中发现，动物药作为气血有情之品，其搜剔、窜动、开闭之功效甚捷，不仅内达脏腑，外贯经络，透达观窍，彻上彻下，无微不至，而且直达病所，攻无不克，是治疗肿瘤的特效药，同时也是驱邪外出的首选药。临证治疗肝癌患者时，常用动物药包括鳖甲、全蝎、地龙、壁虎、土鳖虫、水蛭、鸡内金等。其中用于软坚散结时，常用鳖甲与鸡内金配伍，一方面，二者均具有消癥散结之功，如《雷公炮制药性解》中记载："鳖甲，味咸……主骨蒸劳嗽，积聚癥瘕，息肉阴蚀痔疽，疮肿瘀血……九肋者佳。"张锡纯谓："鸡内金之消癥瘕，诚不让三棱、莪术矣。"另一方面，鳖甲性寒，容易伤中，且肝癌患者多伴脾虚，鸡内金兼具健脾消食之功，健补顾护中气的同时，使祛邪而不伤正。用于逐瘀通络时，常常水蛭配伍地龙，水蛭性守而不走，地龙性走而不守，二者动静结合，更能破血逐瘀。另外，水蛭攻专入血分，如《医学衷中参西录》曰："凡破血之药多伤气分，惟水蛭味咸专入血分，于气分丝毫无损。"地龙善于通络，肝癌患者久病多瘀、久病入络，与水蛭联合，祛瘀通络，则肝积可消，肝体可养。需要指出的是，动物药的使用应中病即止，长期使用容易耗伤人体正气。

三、培补脾肾，生化方以御邪

《素问·经脉别论》记载："食气入胃，散精于肝，淫气于筋。"由经文之意可知，人体摄入食物后，经过脾胃的运化，其精微物质上输于肝，以充养肝体肝筋。这说明肝脏的营养来源主要源自脾胃。《石室秘录》录有"肝为木脏，木生于水，其源从癸"。乙癸同源，肾水生肝木，肾水充足，则肝木疏畅，反之，则木衰而多病。因此，脾肾是肝脏物质的主要来源，脾肾二脏受损，则肝脏亦受牵累。脾胃受损，则肝脏无以奉养，其体阴不充，其肝用难展，则气血水湿痰浊毒瘀等邪积聚，蓄久留著癌窠，故作肝癌。《读医随笔·承制生化论》曰："脾主中央湿土，其体淖泽……其性镇静，是土之正气也。静则易郁，必借木气以疏之。土为万物所归，四气具备，而求助于水和木者尤亟……故脾之用主于动，是木气也。"脾胃生理功能的正常发挥有赖肝气的疏泄得宜，当肝癌发生后，肝脏主司疏泄不能，则进一步加重脾胃受损的程度。而肾水不足，最容易导致水不涵木，出现肝火旺盛，动乱为害，不仅煎熬肝肾之阴，而且引动他邪，火与气合则伤津耗气，火与湿加则湿热壅盛，火与血伍则败血伤络，火与痰交则痰火蕴结，火与毒作则毒火亢旺，气、血、痰、毒胶结，则肝体煎灼而硬化，久而久之，则肝癌成矣。而肝癌作，其进展又损耗肾阴。肝脾肾三脏受损，相互为害，则缠绵难愈，其正气愈亏，不仅无力御邪，而且往往导致肝癌进展。因此，笔者治疗肝癌时，除育养肝阴，濡润松散凝滞之邪，择动物药，攻通盘结之邪外，常常补益脾肾，复司生化之机以扶正御邪。并且在治疗上，主张早晨补益脾胃，夜晚培固肾脏。早晨补益脾胃，符合人体长养之机，夜晚培固肾脏，顺从人体封藏之本，故而疗效突出。

第二十章　养阴以化瘀论治肝纤维化

肝纤维化是指肝细胞外基质的弥漫性过度沉积与异常分布。中医并无肝纤维化这一病名，根据其主要临床症状，将其归为"积聚""胁痛"等范畴。阴虚即精、血、津液之亏虚，血瘀即血液运行不畅或瘀滞不通的病理状态，二者之间可相互影响。笔者在长期临床中观察到，肝纤维化为本虚标实之证，虚损为本、血瘀为标、阴虚血瘀为其重要病机。临床治疗本病，需采用"养阴以化瘀"的治法，即通过滋补阴液以促进瘀血消散，祛邪而不伤正，此法适用于肝纤维化的中后期，具体包括养血柔肝法和补益肝肾法，但亦需随证与其他治法配合应用。

一、阴虚与血瘀的概念

精、血、津液等液态物质均属阴，称为阴液。阴液与阴气犹如水与雾气，阴气以阴液为物质基础，为阴液的一种存在形式。阴虚主要是以精、血、津液为物质基础的阴液、阴气的不足，导致其濡润滋养作用减弱或阴不制阳所产生的临床证候。笔者认为肝纤维化病机演变过程中的阴虚即精、血、津液之亏虚。血瘀指血液运行不畅或瘀滞不通的病理状态。血瘀证既有如口唇、爪甲青紫，舌质紫暗，脉涩或结代等宏观表现，又有如血液动力学、血液流变学、组织学等异常的微观表现。

二、阴虚与血瘀关系的理论研究

五脏六腑、四肢百骸皆有赖于阴精濡养，阴精不足，脉道失于濡润，血府不利，血滞成瘀。《灵枢·痈疽》曰："津液和调，变化而赤为血。"津液是参与血液组成与运行的重要物质。津液不足，血液黏滞，津亏则血行滞涩，即"无水舟停"。此外，阴虚可生他变，亦致血瘀。阴阳互根，阴虚日久，累及阳气生化不足，推动功能减弱，而血液运行有赖于阳气推动，气虚无力运血，则血行不畅，瘀血内生。此外，阴虚日久及阳，阳虚则生内寒，寒性凝滞，血液凝而成瘀；阴液不足，水不制火，阳热亢盛，燔灼血液致瘀；火热之邪灼伤血络，迫血妄行，而生离经之血，血液离经，无路可行，积而成瘀。由上可知，阴虚可导致血瘀。

血瘀亦可导致阴虚，主要表现在以下几方面：①瘀血内停可阻滞气机，气能布津，气机不畅则津液输布失常而偏停于某处，导致脏腑、官窍等失于滋养，而成津亏之证。②瘀血本质即阴血凝结而成，其形成过程本身已耗伤阴血，日久导致阴虚。③瘀血停滞于内，影响新血化生，且瘀血损伤脉络致血液离经而积于脉外，离经之血已失正常血液濡润之功，反阻新血生成，致阴血亏虚。④血瘀日久，郁而化热，燔灼阴液，致阴液耗伤。

三、阴虚血瘀是肝纤维化的重要病机

《肝纤维化中西医结合诊疗指南（2019年版）》指出，肝纤维化基本病机为虚损生积，虚损主要表现在脾气虚、肝气虚和肝肾阴精虚损等方面，积则代表瘀血等有形实邪。肝体阴而用阳，肝纤维化病程中已出现肝脏组织结构异常，即肝体受损，说明肝阴已伤；细胞外基质沉积、凝血系统异常均属血瘀范畴。因此，笔者提出阴虚血瘀为肝纤维化的重要病机。阴虚可促生瘀血。肝体阴而用阳，故肝体受损、肝阴不足，不能凝敛血液于肝，血液外溢，产生瘀血，亦致肝血不足。而肝藏血，肝赖血以濡之，肝血不足又加重肝体损伤。肝肾同属下焦，肝藏血，肾藏精，精血同源于水谷精微，相互滋养转化，故曰肝肾同源。肝血不足，日久及肾，肾精亦亏，最终导致肝肾阴虚。肝为刚脏，五行属木，性喜条达、通畅，肝阳升发正常有赖于肝肾之阴的濡养制约，肝肾之阴受损，则肝阳失约，气机逆乱，亢而化火，耗气伤津，灼伤血络，血行不利而成瘀。瘀血内停又加重阴伤，瘀血不去，新血不生，且血瘀日久，郁而化热，煎熬阴精，最终加重肝肾阴精阴血耗竭。肝体受损，日久及肾，精血亏耗，瘀血内停，故阴虚血瘀之证多见于肝纤维化的中后期。综上，肝纤维化为本虚标实之证，虚损为本，血瘀为标，阴虚血瘀为其重要病机。

四、"养阴以化瘀"治法具体应用

（一）养血柔肝法

肝主藏血，肝血不足，机体失养，可见疲乏无力、精神倦怠；肝体失养，功能失常，则肝不藏血，血液外溢，可见牙龈出血、鼻衄，女性或见月经过多等出血症状，而离经之血即为瘀血，可见皮肤黏膜紫斑、舌暗、脉弦细等血瘀表现。治疗可予养血柔肝法。柔有以柔克刚之意。肝体阴而用阳，其用性刚，其体喜柔，故治肝之病当以柔克刚。用药需顺应肝体阴而用阳的生理特性，忌刚宜柔。此外，肝无血养则失柔，木无水涵则枯萎，临床治疗需重视若欲通之，必先充之的治疗原则，以养血药补充阴血，滋养肝体，再稍加活血之品，通行肝络，标本并治。

（二）补益肝肾法

肝纤维化发展至后期，肝肾阴精俱亏，阴不制阳，肝阳上亢，则头晕目眩；虚火内生，见五心烦热；肝络失养，则胸胁隐痛或胁下灼热疼痛；兼见红丝缕缕，或腹壁青筋显露，胁下可触及包块等血瘀征象。治疗予以补益肝肾之法，辅以作用温和的活血之品。临证之时笔者常选用六味地黄丸合二至丸合桃红四物汤进行加减化裁。如方中熟地黄、山药、山茱萸、枸杞子、女贞子、墨旱莲可滋补肝肾之阴，桃仁、红花、当归、白芍、川芎养血活血。该组方滋补肝肾、养血活血，适用于肝纤维化后期正虚邪恋阶段。养阴药既补益阴液之亏虚以扶正，又可化瘀以助祛邪，临证佐以少量活血之品，除起到化瘀作用外，又可防止大量养阴药滋腻碍胃，祛邪而不伤正，滋阴而不滞邪。

慢性肝病发展至肝纤维化阶段，病机多为虚实夹杂，既有气血阴阳的亏损，又有瘀血、痰浊等实邪停滞，因此对于病机的认识难以形成统一标准。根据肝纤维化的病理特点，笔者提出肝纤维化的重要病机为阴虚血瘀，"养阴以化瘀"是治疗大法，通过滋补阴液来促进瘀血消散，即"滋而能通"。此法适用于肝纤维化的中后期，临床可随证兼用养血柔肝或滋补肝肾之法，标本并治，使邪祛而正不伤。

第二十一章 从阳虚体质探讨原发性肝癌的防治

肝癌治愈率低、治疗周期长，不仅给患者家庭带来沉重的经济负担，也给我国基本医疗保险带来较重负担。如何预防该病的发生，提高该病的疗效，降低该病的复发等问题已成为国内外医学专家亟须解决的问题。针对诸如肝癌等疑难杂病，中医利用独有的理论知识和治疗手段可提高治愈率，补充西医诊疗的不足。自王琦院士提出中医体质学后，越来越多的研究发现体质在疾病发生、发展、转归中起到了重要作用。笔者发现阳虚体质与肝癌的关系较为密切，具体介绍如下。

一、从阳虚体质分析肝癌的病因病机

体质在人体发病中起重要作用，体质偏颇者容易发病，如《素问·经脉别论》曾云，"勇者气行则已，怯者则著而为病也"。阳虚体质作为一种偏颇体质，是由先天或后天阳气失养而致，而阳气对人体至关重要。如《素问·生气通天论》记载："凡阴阳之要，阳密乃固。""阳气者，若天与日，失其所，则折寿而不彰……"由此可见，阳虚体质易感疾病与体内阳气不足有密切关系。肝癌属中医学"肝积""血臌""癥瘕"等范畴。《诸病源候论·癥瘕病诸候》载："癥瘕者，皆由寒温不调，饮食不化，与脏气相搏结所生也"。据此，肝癌的病因与寒邪、饮食不化、气机失调有关。首先，阳虚体质患者阳气不足，其卫阳温煦肌肤功能下降，易受寒邪侵袭，寒邪是引起"积"的首因，正如《灵枢·百病始生》载："积之始生，得寒乃生，厥乃成积也。"其次，"阳化气，阴成形"指明阳气主动主散，若"阳化气"功能下降，则机体血、精、津液失其气化，日久郁结于肝而形成包块，如《灵枢·百病始生》载："温气不行，凝血蕴里而不散，津液涩渗，著而不去，而积皆成矣。"最后，阳虚体质还会影响患者肝之疏泄功能，肝主疏泄，体阴而用阳，阳气不足则疏泄失常，肝之疏泄失常会加重气、血、津液郁结，最终导致肝癌的发生。

二、基于阳虚体质论治肝癌

目前多数医家临床诊治疾病时只注重辨证论治，而忽略了体质对证候的影响。王琦教授认为"体质可调""体病相关"，据此将传统诊疗模式优化为"辨体 – 辨证 – 辨病"模式。

（一）辨体用药

阳虚体质肝癌患者先天或后天失养致使素体阳气亏虚，通过辨别患者阳虚的程度，并结合"少火生气，壮火食气"理论，通常将补阳药分为两类。一类是温补和缓之品，针对阳虚程度轻者，如菟丝子、巴戟天、杜仲、怀牛膝、淫羊藿、红景天、肉苁蓉等。菟丝子，性味甘平，不燥不滞，具有温补肾阳、益阴精的功效，《药性论》谓其"治男子女人虚冷，添精益髓，去腰疼膝冷，久服延年"。现代药理研究发现菟丝子的有效成分可以发挥抗肝癌作用。另一类是附子、干姜、肉桂，甚则乌头之属，针对阳气大虚者，症见手脚冰凉、夜尿频多、阳痿宫寒等。附子大热纯阳，具有补火助阳之效，现代研究发现附子多糖可以激发肿瘤免疫。臣用党参、人参、熟地黄、山茱萸之品，一来可防治纯阳峻烈之弊，二来阳得阴助又可生化无穷。

（二）辨证用药

体质不仅对疾病有重要作用，也对证候的形成和演变具有较大影响。阳虚体质的根本是阳气亏虚，故一般感受外邪后易从化为寒邪，日久伤及后天之本——脾阳。脾阳亏虚则脾失运化，症见胃脘部冷痛、纳差、呕吐、疲乏无力、泄泻，若脾肾阳虚较甚时，会出现全身水肿表现，腹部尤为明显，此时加用党参、干姜、白术、吴茱萸、茯苓等以温脾阳、助气化、利水湿。阳虚日久，肝阳易亏虚，而肝阳亏虚影响肝之疏泄功能，症见胁肋部胀疼、嗳气，肝气犯胃可见泛酸，严重者继发抑郁症。针对肝癌伴抑郁患者，此时应加用桂枝、黄芪、柴胡、旋覆花、香附等补肝阳、畅疏泄。肾阳亏虚日久，则水火不济，患者可出现失眠、心烦等症状，此时可选用交泰丸（黄连、肉桂）；若见心阴亏虚，可加天冬、麦冬、生地黄、柏子仁等助心肾交通；阳虚气化、温化、推动气血津液运行等功能皆失调，诸如痰、饮、水、湿、瘀等有形实邪积聚，临证可加用丹参、当归、陈皮、大腹皮、苍术、半夏等化痰、祛湿、活血药。

（三）辨病用药

针对肝癌患者体内肿块逐渐增大、疼痛时作的特点用药。肝内之所以会有有形之物，皆归因于阳气亏虚，导致痰、瘀、湿有形之邪积聚，瘀血内留，不通则痛。此疼痛性质为实，疼痛较剧烈，可加用山慈菇、草河车、牡蛎、土贝母、鳖甲、延胡索、三棱、莪术等解毒散结消块、化瘀止痛。山慈姑可清热解毒、化痰散结，陈士铎将山慈菇视为"消痰败毒之药"。现代药理研究表明山慈菇具有细胞毒作用以及抑制肿瘤细胞增殖、加速肿瘤细胞凋亡等抗肿瘤作用。鳖甲性寒味咸，软坚散结、滋阴潜阳，《神农本草经》记载鳖甲"主心腹癥瘕坚积，寒热，去痞息肉，阴蚀"，现代药理研究表明其具有抗纤维化、抗肿瘤作用。延胡索，辛、苦、温，可活血、行气、止疼，专治一身上下诸痛。《雷公炮炙论》载有"心痛欲死，速觅延胡"以及《开宝本草》载有"主破血……腹中结块"，可见延胡索不仅能止疼，还可以散结块。

三、调阳虚体质预防肝癌

"治未病"是中医学非常重要的防治思想，如《素问·四气调神大论》载有"是故圣人不治已病治未病，不治已乱治未乱"。"治未病"思想可以从两方面理解：一是未病先防，二是既病防变。

（一）未病先防

阳虚体质者素体阳虚，即正气亏虚，较常人易感邪生病，但可以通过饮食、起居甚至方药改善体质，降低肿瘤发生概率。《素问·上古天真论》提出养生方法，即"法于阴阳，和于数术，食饮有节，起居有常，不妄作劳"。肾阳为人体一身阳之本也，脾阳为后天之本，故可通过饮食温补脾肾之阳，可常食用羊肉、核桃、韭菜、茴香等，并且避免服用寒凉食物伤及素体阳气。另外，调适起居作息，生活有规律，结合阳虚体质者素体阳虚，耐春夏而不耐秋冬的特点，秋冬要暖衣温食以养护阳气，防止寒邪侵犯。津可载气，夏季炎热多汗时，避免剧烈运动，以防大汗伤阳。阳虚体质者还应重视作息规律，熬夜是导致癌症发生的危险因素之一。不仅如此，阳虚体质者应该选用可以提升阳气的运动方式以改善体质偏颇，如太极拳、八段锦、五禽戏等。此外阳虚体质者应该选择温暖向阳之地锻炼，以利于阳气的长养。

（二）既病防变

我国肝癌的常见病因为乙型肝炎病毒（HBV）感染，其发病机制为HBV 感染→慢性肝炎→肝硬化→肝癌。阳虚体质者免疫力低，易感染HBV 病毒。临床诊治HBV 感染、慢性肝炎、肝硬化患者，应将"既病防变"运用到治疗过程中，时刻抓住阳虚体质阳气亏虚这一病机，将顾护阳气放在首位，通过"三辨诊疗"模式用药，以改善患者阳虚体质，防止疾病进一步恶化。

阳虚体质与肝癌的发生以及疾病的进展有着极为密切的关联。在实际的医疗实践中，这一点值得我们高度重视。具体而言，在肝癌的治疗过程中，我们不能仅仅局限于针对肝癌本身的常规治疗手段，而必须充分考虑到患者是否存在阳虚体质这一因素。因为阳虚体质可能会对肝癌的治疗效果产生重要影响，所以将阳虚体质纳入治疗考量范围，能够使治疗方案更加全面且具有针对性。此外，在肝癌的术后复发预防方面，调理体质的作用更是不容忽视。

第二十二章 基于"肝藏血、血舍魂"理论探讨慢性乙肝继发抑郁的病机及治疗

慢性乙肝病情缠绵难愈，部分患者容易继发抑郁症，使病情更加复杂。基于"肝藏血、血舍魂"理论在情志疾病中的作用及其病理表现，慢性乙肝继发抑郁症的核心病机为肝血亏虚，血不养魂，最终致肝魂失调。临床诊治慢性乙肝患者时，辨证加用养肝安魂、补肾安魂、健脾安魂以及重镇安魂之品，可以防治抑郁症，从而起到"未病先防""既病防变"的作用。

一、"肝藏血、血舍魂"在精神活动中的生理作用

"肝藏血、血舍魂"理论源自《灵枢·本神》，书中记载："两精相搏谓之神；随神往来谓之魂……肝藏血，血舍魂。"《四圣心源·劳伤解》中记载："血者，神魂之母也。"可见魂居在肝，魂之物质基础为血，魂之功能以神为基。因此，"肝藏血、血舍魂"在精神活动中的作用主要在于魂之功能。杨上善《黄帝内经太素》云："魂者，神之别灵也。"魂是建立在神的活动基础上，随着人的生长发育而逐步完善的。而神有广义与狭义之分，广义之神是人体生命活动的主宰总的体现；狭义之神是人的精神、意识、思维、情感等。魂之功能建立在神之基础上，自然也在人的情感精神活动中担任重要角色，魂之功能失常可见精神活动异常表现，如《韩非子·解老第二十》曰："凡所谓祟者，魂魄去而精神乱，精神乱则无德。"东汉班固《白虎通义·性情》载有"魂魄者，何谓也……主于情。魂者，芸也，情以除秽"，将情感、情志等心理活动归为魂的功能。明代医家张介宾将神分阴阳，认为阳神即魂也，魂乃人生来固有的高级精神活动，并将梦境、思考、性识、渐有所知等归为魂之用。显然，中医理论之肝魂与人的思维、认知、潜意识、情感、意志等精神活动相关。中医学之魂从心

理学角度分析，归属于人的潜意识及情感系统范畴。潜意识通过条件反射或者较为隐蔽的方式调控人的精神活动，通常情况下难以被人觉察，但是在某种刺激下会迅速产生惊恐、高兴、悲伤的情绪或者联想等思想活动。心理学家创始人弗洛伊德在《梦的解析》一书中提到潜意识下的心理问题可利用梦境分析，而中医学之魂又与睡眠及梦境密切相关，如"夜则魂归于肝而为寐""梦乃魂魄役物，恍有所见之故也"。

二、"肝藏血、血舍魂"之病理表现

魂者，阳气也，以动为主，肝体阴用阳，用阳即肝之疏泄功能，如《五行大义·卷三》曰："肝藏魂者，魂以运动为名，肝是少阳，阳性运动……阳曰魂。"《神农本草经疏》曰："扶苏条达，木之象也；升发开展，魂之用也。"故"肝藏血、血舍魂"的病理表现主要责之于"魂"之功能。魂即阳气也，病理表现不外乎魂弱无力升发以及虚魂妄动。

（一）肝魂不升

肝血亏虚，血不养魂，可出现肝魂不升。血乃魂之物质基础，滋魂助肝疏泄，魂失所养则肝失疏泄，肝气郁于内，患者可表现为情绪低落、胁肋胀痛、纳差等症状，如《丹溪心法·六郁》曰："气血冲和，万病不生，一有怫郁，诸病生焉。"此外阳魂失养，失其升发助神之用，亦可出现郁郁寡欢、悲伤欲哭等抑郁的表现。

（二）肝魂妄动

若脾肾二脏亦受损，肝血之本源头、先后天源头皆受损，致肝血亏虚严重，血不养魂明显。肝血为阴，阳魂为阳，阳无阴不附，肝血肝阴亏虚，阴不敛阳，阳魂不守，虚阳上亢，逆扰心神，短时期内可出现喜怒无常、多动多语、思维奔逸等表现。待阳魂的耗散太过，即可转为肝魂不升，表现为肝失疏泄、无力助神之抑郁状态。抑郁症患者除情绪异常外，部分初诊患者症状则是以睡眠障碍为主。"肝藏血、血舍魂"在人体睡眠调节中发挥重要作用。唐容川《中西汇通医经精义》记载："昼则魂游于目而为视，夜则魂归于肝而为寐。"此外睡眠中产生的梦亦受肝魂调节。如张介宾《类经》曰："魂之为言，如梦寐恍惚，变幻游行之境，皆是也。"清代医家汪蕴谷在其《杂症会心录·魂魄论》中直指梦之变幻即魂也。因此，肝魂失调，亦可出现失眠多梦的症状。

三、"肝魂"失调是慢性乙肝继发抑郁症的核心病机

慢性乙肝发展过程中导致肝血亏虚，血不养魂，最终致肝魂不升抑或肝魂妄动，即"肝魂"失调，此乃慢性乙肝继发抑郁的核心病机。

（一）慢性乙肝致肝血亏虚，血不养魂

慢性乙肝临床常见症状为疲乏、肤色改变、食欲减退、腹胀、胁肋部疼痛、二便异常等。中医学认为慢性乙肝发病的根本原因是素体正气亏虚，湿热疫毒之邪内侵，加之外感、饮食、劳倦而诱发，病性为本虚标实，病位为肝，累及脾、肾二脏。肝、脾、肾三脏受损均会导致肝血亏虚，血不养魂。

1. 肝血亏虚之血不养魂

湿热疫毒之邪为阳邪，易伤津耗气，而该病病位在肝，故肝脏最先被侵犯。邪气阻碍肝之疏泄功能，肝魂升发不畅；肝为血脏，体阴用阳，喜润恶燥，热邪伤阴，肝之本——阴血受热亏损，导致肝血亏虚，血不养魂。

2. 脾失健运之血不养魂

肝主疏泄，调畅全身气机，湿邪阻碍气机可致肝疏泄受阻，肝之病变最易累及脾脏，如古云"见肝之病，知肝传脾"。若肝气横逆太过，则脾失健运，气血生化易乏源。此外，湿邪易困脾土，脾亦失其健运，无力生化气血。此乃肝血之后天来源受损，加重肝血亏虚，亦使魂失所养。

3. 肾阴亏虚之血不养魂

随着疾病的发展，最终累及肾脏。肾阴本为人体阴之根本，肝肾同源，肝之阴血亏虚，肾阴可滋养肝阴，助其升发功能。若热邪日久灼伤肾阴，抑或肝阴亏虚日久，肾阴过度消耗，可致肝阴血之先天来源受损，使肝血亏虚，魂失所要愈加明显。

由此可见，不论是病邪直接伤肝抑或伤及脾肾二脏，慢性乙肝患者均存在肝血亏虚，血不养魂这一病理状态。

（二）"肝血亏虚，血不养魂"致慢性乙肝继发抑郁症

慢性乙肝在致病过程中，影响肝之阴血以及前后天阴血亏虚，最终导致肝血亏虚，血不养魂的病理状态。肝之魂在人体精神情感活动中发挥重要作用，肝魂功能正常，则人之思维、意识、情感、睡眠正常。若各种原因致肝血亏虚，血不养魂，可致肝魂不升肝失疏泄、无力助神以及肝魂妄动，阳魂过度发散后出现魂不助神机等病理状态，其所表现出的症状与抑郁临床表现大致相同，如情绪低落、兴趣下降、思维迟滞、睡眠障碍等。慢性乙肝继发抑郁症后若不及时治疗，可导致抑郁情绪进一步伤肝魂，轻者影响患者生活，重者夺走患者的生命，如《灵枢·本神》云："肝，悲哀动中则伤魂，魂伤则狂忘不精……死于秋。"

四、调肝魂防治慢性乙肝继发抑郁症

笔者认为，针对慢性乙肝继发抑郁的预防与治疗要点要根据"肝藏血、血舍魂"理论及其肝魂失调的病机用药。若肝之本血亏虚，应养肝血安魂；若累及先天之本，应补肾助肝安魂；若累及后天之本，应扶脾助肝安魂。此外，为了防止虚魂过度发散，应少佐重镇安魂之品。临床上针对患者的症状辨证施治，在慢性乙肝治疗的基础上加用养肝魂之品即可起到未病先防、既病防变的作用。

（一）养肝安魂

此法适用于肝之本血亏损，血不养魂，肝魂不升，肝失疏泄，患者随之出现郁郁寡欢、兴趣下降等抑郁症状。临床常用白芍、酸枣仁、当归等补血滋阴养肝之品。白芍，味酸入肝，可补肝血、平肝、柔肝，可谓"肝家要药"，《滇南本草》记载其可"收肝气逆痛，调养心肝脾经血，疏肝降气，止肝气痛"，在慢性乙肝继发抑郁时，可疏肝调畅情志。慢性乙肝未继发抑郁时可养肝血防止抑郁发生。现代药理研究发现，白芍所含的成分具有抗抑郁、保肝、抗肝炎、抗纤维化及抗肝癌的作用。此外，肝体阴用阳，用阳则是肝魂的功能体现，故在养肝血的基础上仍需要加用黄芪、柴胡、薄荷等助肝疏泄之品以维持肝魂之功能，延缓抑郁症的产生。肝喜条达恶抑郁，黄芪性温而上行，按同气相求之理，常用黄芪补肝以助其疏泄。

（二）扶脾安魂

此法适用于慢性乙肝日久伤脾，脾失运化，后天气血来源受损，肝血亦亏虚，难以养魂，患者主要表现为疲乏无力、纳差等抑郁躯体症状。临床常用白术、党参、苍术、茯苓、龙眼肉等健脾养血之品，助肝安魂。龙眼肉为甘温之品，具有补脾养血安神之效，《神农本草经》中记载久服龙眼可强魂、通神明，故脾虚肝魂不调致睡眠障碍者，多用此品健脾安魂助眠。"见肝之病，知肝传脾"，故慢性乙肝是否继发抑郁症，都应将健脾理念贯穿在治疗中，通过补益脾气，助其运化，既可保障肝血来源充足，魂守血舍，又可助机体驱邪外出，有利于慢性乙肝患者恢复。

（三）重镇安魂

此法适用于诸多因素致肝血亏虚，血不舍魂，阳魂妄动之症，患者常见幻视、幻听、自言自语等症状。但是该法在临床运用中必须与上述方法联用，在肝血得到补养的基础上加用龙骨、牡蛎、龙齿、珍珠等贝壳、化石类药物。龙骨，甘、平，归心、肝、肾经，具有镇惊安神之效，《药性论》记载其可"逐邪气，安心神……虚而多梦纷纭加而用之"。张锡纯认为该药可治疗神魂浮越之证，且入肝可防肝疏泄元气，临证多生用此药。珍珠，甘、咸、寒，入心、肝经，具有安神定惊之效，《本草汇言》曰其可"镇心，定志，安魂"，清代医家傅青主常用该药佐龙齿治疗魂飞扬、不寐症。

慢性乙肝继发抑郁症不利于患者痊愈，增加死亡风险，给个人、家庭、社会带来巨大负担。"肝藏血、血舍魂"理论在情志疾病中发挥着重要作用。肝血亏虚，魂失所养是慢性乙肝继发抑郁的核心病机。临证施治时，辨证采用养肝安魂、补肾安魂、健脾肝魂及重镇肝魂之品，可减缓患者抑郁症状。对于慢性乙肝尚未继发抑郁的单纯乙肝患者，临证时应兼顾"肝藏血、血舍魂"之功能，从而达到"治未病"之功。

第二十三章　慢性肝病治疗经验介绍

笔者在临床中长期致力于中医药防治慢性肝病的研究，通过大量反复的临床实践，对慢性肝病的诊治积累了一定的经验，现介绍如下。

一、三辨模式挈总纲

辨证论治作为中医学最本质且又最核心的特征之一，不仅代表着中医学的原创思维和理念，同时也是中医学认识疾病与治疗疾病的主要原则。随着中医学临床实践的不断深入与革新、现代医学的飞速发展与进步，以及疾病谱变化等诸多因素的影响，辨证论治思想指导下的中医学尚不能完全满足临床需求，并且暴露出改换概念、逻辑错乱、名实不符、破坏经典、作用有限等缺点，很大程度上限制了中医学进一步发展。在这样的背景下，主张辨病治疗及辨证与辨病相结合新型诊疗模式的呼声越来越高。此外，慢性乙肝、肝癌等慢性肝病，尽管现代检验指标及检查结果可以观察到异常，但疾病初期多无症状，临床中存在无证可辨的现实难题，这促使医务工作者应因机求变，需要从传统的辨证论治转换为辨证论治与辨病、辨体相结合。因此，有部分学者提出慢性病毒性肝炎的治疗应遵循辨证先于辨病，辨证辨病结合的治疗原则；肝癌则需要在辨证论治的基础上参考肝癌分期、病理类型及中医学体质具体施治。笔者认为慢性肝病的治疗应以辨证、辨病、辨体三辨模式为总纲，这不仅能够认清疾病本质，同时还可以实施最佳治疗方案，提高慢性肝病诊断的准确率与诊疗水平，并主张实行个体化治疗方案，提升精准医疗的能力与水平。在慢性乙肝早期、肝癌早期无症状阶段，现代医学检验检查手段可作为中医望诊手段的延伸，提倡辨病为主；进展期及后期，由于患者能够表现出更多的临床症状，加之现代医学介入治疗、药物治疗存在不良反应、耐药性以及体质禀赋不同所产生的药物反应性差异，重视并推崇辨病、辨证与辨体相结合的诊疗模式。

二、"正虚瘀毒"是慢性肝病共性病机

笔者通过大量的临床发现，慢性肝病（慢性乙肝、肝纤维化、肝硬化、肝癌）的产生与机体正气亏虚、疫毒侵染、瘀血内结直接相关，因此提出"正虚瘀毒"是慢性肝病的共性病机。正虚为发病之本，瘀毒为致病之标。正虚以肝脾为核心，一方面，慢性肝病首先损害的脏腑为肝；另一方面，"见肝之病，知肝传脾"，脾散精于肝，木赖土而荣，肝脾常常同病。随着肝郁、脾虚迁延恶化，气血乏源，升降败乱，正气日衰，无力抗邪，毒瘀愈增，加之慢性肝炎失治及误治往往导致病情加重，肝脾无能，正虚邪盛，损伤肝络，进展为肝纤维化、肝硬化。最终肝脾衰微，正气虚馁，毒蕴不散，邪瘀留滞，毒瘀盘踞，癌巢始成，发为肝癌。因此，正虚瘀毒贯穿慢性肝病始终，只是程度有别，肝脾为核心病位。

三、中州为本疏气血

《素问·标本病传论》云："知标本者，万举万当；不知标本，是谓妄行"。关于慢性肝病的治疗，笔者确立了以中州为本的治疗思路，并进一步阐明慢性肝病的发生进展病位虽然涉及肝脏，但其根本源于中州失运。《素问·经脉别论》记载，"食气入胃，散精于肝"。中州脾胃健运气血、司化精微濡养于肝，是肝脏一切生理活动的基础。《医学衷中参西录》提出："欲治肝者，原当升脾降胃，培养中宫，俾中宫气化敦厚，以听肝木之自理。"《医宗金鉴·删补名医方论》记载："盖肝为木气，全赖土以滋培……若中土虚，则木不升而郁……"脾胃坤土敦厚，气机升降相因，肝木体用俱荣，脏安而腑和。《素问·玉机真脏论》阐释："五脏相通，移皆有次。"肝脾相通互助，肝病治脾是常法。《景岳全书·杂证谟·饮食门》言："且凡欲治病，必须先藉胃气以为行药之主，若胃气实则攻之则去，而疾常愈，以此胃气强而药力易行也；胃气虚攻亦不去，此非药力不去病也，以胃虚本弱，攻之则益弱，而药力愈不能行也。"中州脾胃健旺，可行药气而愈肝疾。综上，慢性肝病的治疗应从脾论治，以中州为本，兼顾肝脏。又肝脾司职协调气血生化与运行功能，临证在重视肝脾辨证的基础上，需要进一步结合气血辨证，疏其血气，令其调达，而致和平。而且现代文献研究也证

实，在慢性肝病治疗的方药选用中，具有益气健脾功效的方剂及中药位居首位。

四、三因制宜柴藿剂

《太平圣惠方》记载："夫岭南土地卑湿，气候不同，夏则炎毒郁蒸，冬则温暖无雪，风湿之气易于伤人。"《医碥》云："岭南地卑土薄，土薄则阳气易泄，人居其地，腠疏汗出，气多上壅。地卑则潮湿特盛，晨夕昏雾，春夏淫雨，人多中湿。"岭南气候氤氲多湿，外湿浸淫，人多中湿，损伤脾胃，内湿不化，湿性黏腻，内外合邪，缠绵作恶，往往导致慢性肝炎迁延不愈。在慢性肝炎早期，笔者依据岭南气候多湿、人多湿中及疾病分期，提出三因制宜疏畅三焦的治疗思路，主张芳香化湿，强调不可过早应用清热解毒之品，并创制柴藿合剂用于慢性肝炎早期无症状阶段的治疗。该方由小柴胡汤合藿香正气散组成，具体药物如下：柴胡15g，黄芩10g，半夏10g，炙甘草10g，生姜10g，大枣10g，白芷10g，黄芪30g，茯苓30g，藿香12g，陈皮12g，白术12g，厚朴16g，紫苏9g，桔梗9g。方中柴胡、黄芩和调少阳以畅三焦，半夏、生姜祛痰蠲饮以利津液，大枣、甘草补益脾土以厚中宫，白芷、紫苏、桔梗解表祛湿以利上焦，藿香、陈皮、厚朴芳香化湿以和中焦，黄芪扶助肝气以增益肝用，白术、茯苓健脾助运以培植中州，灌养四旁。全方重在"清""化""通""运"，而略补益。临床研究证实，柴藿合剂联合替比夫定治疗慢性乙肝不仅安全有效，而且能明显提高患者e抗原血清学转换率。

五、推陈致新柴芪益肝方

慢性乙肝一旦失诊失治，往往导致病情恶化，进一步发展为肝纤维化。对于慢性乙肝肝纤维化阶段的认识，笔者总结出慢性乙肝肝纤维化主要病机为邪毒壅滞，正气亏虚，并根据肝脏的生理功能病理特征开创性地提出"推陈致新"学术思想。肝脏是人体新陈代谢的主要脏腑，肝脏主一身之疏泄，肝脏受损，其体用俱败，不仅气血津液留滞不行，而且生化致新之机衰亡。推陈致新能够强肝体而畅肝用，推陈即祛邪，如寒湿、痰饮、瘀血、浊毒等，致新重在扶正，如健脾、补肝、益肾等。

基于"推陈致新"思想，笔者通过化裁经典方剂鳖甲煎丸，研制出用于改善乙肝肝纤维化患者症状、降低肝脏硬度及促进肝细胞再生的有效方剂——柴芪方。该方由柴胡10g，黄芪30g，白芍20g，丹参30g，鳖甲15g，女贞子20g，虎杖20g组成。《神农本草经》记载柴胡："味苦，平。主心腹，去肠胃中结气，饮食积聚，寒热邪气，推陈致新。久服轻身，明目，益精。"《医学衷中参西录》曰："肝属木而应春令，其气温而性喜条达，黄耆之性温而上升，以之补肝，原有同气相求之妙用。愚自临证以来，凡遇肝气虚弱不能条达，用一切补肝之药皆不效，重用黄耆为主，而少佐以理气之品，服之覆杯即见效验。"柴芪益肝方以柴胡为君药，疏理肝气，引药入肝且又推陈致新；臣以黄芪补肝气、益肝阳、畅肝用；女贞子、白芍养肝血滋肝阴以助肝体充；丹参活血化瘀以致血脉和，虎杖清热解毒以使湿毒消，鳖甲软坚散结以致肝络柔。全方补虚以推陈，致新复扶正，故而疗效突出。

六、扶阳运枢益肝蠲

《素问·阴阳应象大论》曰，"阳化气，阴成形"。肝癌的形成与阴阳失调有关。简言之，阳运不及或阳虚失煦容易导致阴邪不化，蓄积而成瘤。基于"阳化气，阴成形"理论，笔者认为肝癌阳化气不足的根本在肝脾二脏，其成形留为积是因为气血升降之枢败乱。《素问·五常政大论》言："发生之纪，是谓启陈，土疏泄，苍气达，阳和布化，阴气乃随，生气淳化，万物以荣。其化生，其气美，其政散，其令条舒……"考经文义，肝脾以阳为用，以运枢为要，土疏木达，方能孕生万物。又《灵枢·百病始生》阐明："积之始生，得寒乃生，厥乃成积也"。寒邪最易伤阳，犯于肝脾，则阳气衰馁，其化生不足，运枢亦不利。化生不足易正虚，运枢不利阴成积。基于此，针对肝癌的治疗，笔者提出扶助肝脾之阳以运转其枢，固本培元肃清余邪以消散癥积的治疗大法，并总结出有效经验方——益肝化瘀颗粒。该方由黄芪10g，党参10g，白术10g，茯苓10g，泽泻10g，苍术10g，当归10g，丹参10g，赤芍10g，醋鳖甲10g，醋莪术10g，柴胡6g，陈皮6g，醋青皮6g，醋香附10g，白芍10g，叶下珠10g，垂盆草15g组成。方中黄芪补肝阳助肝用，白术补脾气益脾阳，

合而扶运肝脾之阳；白芍滋养肝阴；白术、茯苓、泽泻、苍术、陈皮健脾
化湿行气以承转湿郁之枢；柴胡、醋青皮、醋香附疏肝行气解郁以畅利气
滞之枢；丹参、赤芍活血化瘀以行运瘀血之枢；叶下珠、垂盆草清热解毒
以疏消癌毒之枢；党参、当归益气养血以培元固本；醋鳖甲、醋莪术以消
癥祛积。全方标本兼顾，补泻兼施，值得临床推广使用。

第二十四章 治肝三步曲撷要

笔者于临证之时，基于肝脏的生理功能及病理状态，经过大量的临床观察与验证，总结出治肝三步曲：一，扶阳运枢启开阖；二，推陈致新化生机；三，培元扶正固根本。

一、扶阳运枢启开阖

金元四大家之一的朱丹溪曾在《格致余论》中云："人之一身，阴不足而阳有余。"后世医家根据朱氏之论，将其对阴阳的认识应用于对脏腑阴阳盈缺的理解，其中就包括了肝阳常有余，体阴常不足。但大量的临床实践发现，肝阳亦常不足。《谦斋医学讲稿》同样指出，"肝脏本身阳虚"。大抵肝阳常不足，一者，肝主疏泄，其用为阳，用阳则阳必微，故《素问·血气形志》言："夫人之常数，太阳常多血少气……厥阴常多血少气……此天之常数。"二者，肝内寄相火，若相火妄动无制，诚如《素问·阴阳应象大论》中所阐释的："壮火之气衰，少火之气壮；壮火食气，气食少火；壮火散气，少火生气。"壮火食气、散气，肝阳衰颓。三者，肝炎多从湿热毒论，喜寒凉而远温热，用药之偏性亦会造成肝阳不足。四者，现代人因生活饮食作息等改变，阳虚体质更多见。因此，综合以上四点，肝阳常不足的病理状态是切实存在的。

此外，《素问·六微旨大论》云："出入废则神机化灭，升降息则气立孤危。故非出入，则无以生长壮老已；非升降，则无以生长化收藏。是以升降出入，无器不有。"肝属厥阴风木，与少阳胆互为表里，厥阴与少阳为枢，二者共为气机出入之枢纽。另外，肝主疏泄，能够协调脾胃升降，脾胃作为气机升降之枢纽，与肝胆合而共司人体气机之升降出入。若机体升降出入之枢利则神机存，反之则神机灭。肝阳常不足为临床不可忽视的重要病因。肝阳不足则肝阳不展，其枢转疏泄之力弱，升降不能则气机乖戾，清者不升，浊者不降，阴阳反作，故多病焉；出入不能则阳道壅塞，

171

气滞、瘀血、痰饮、浊毒或留于肝体，或侵于肝络，终致体用受损，肝炎妄作矣。

因此，笔者认为肝阳不足是慢性肝病发生的始动因素，枢机不利是进展的主要矛盾。笔者以扶阳运枢启开阖为大法，一方面扶阳助肝用，另一方面运枢起开阖，常用药对为黄芪与柴胡。

二、推陈致新化生机

推陈致新，简言之即排出机体腐旧糟粕之物等致病因素，将阴阳失衡的状态调整为"阴平阳秘"，从而实现产生有用之品，促进人体生机不竭。《素问·至真要大论》记载："必先五胜，疏其血气，令其调达，而致和平。"对于慢性肝病的治疗而论，推陈即祛除湿热毒邪、痰饮瘀血、水湿热结等病理因素或产物。用药如用兵，推陈致新首推柴胡。《神农本草经》记载柴胡："主心腹，去肠胃中结气，饮食积聚，寒热邪气，推陈致新。久服轻身，明目，益精。"《本草经解·卷二·草部下·柴胡》也阐明："春气一至，万物俱新，柴胡得天地春升之性，入少阳以生气血也，故主推陈致新也。"虽然柴胡为推陈致新的主药，但临床仍要依据病理因素的不同酌情配伍使用。在慢性肝病的诊疗中，湿热较重者，笔者常以柴胡伍藿香；瘀血较重者，常将柴胡与丹参、白芍同用；疫毒突出者，则常配伍垂盆草、田基黄等清热解毒。

致新即气血津液生化运行奉养如常，实现人体正常的新陈代谢。致新的实现，是以推陈为前提的，然而又是通过阳气足、阳道畅实现的。《素问·生气通天论》云："阳气者，若天与日，失其所，则折寿而不彰，故天运当以日光明。"笔者认为万物皆依赖阳气的温养而生生不息，人体亦是如此，阳气足则消阴滞，阴滞除则阳道利，阳道利则脏腑藏泄得常，气血循行得运，津液承化得利，故升降相因，出入权衡，脏腑经络、四肢百骸得荣，万象生化无穷而神机得用。

三、培元扶正固根本

《儒门事亲》记载："夫邪之中人，轻则传久而自尽，颇甚则传久而难已，更甚则暴死。若先论固其元气，以补剂补之，真气未胜而邪已交驰横骛而不可制矣……其余有邪积之人而议补者，皆鲧湮洪水之徒也……先论攻其邪，邪去而元气自复也。"疾病的治疗应遵循先祛邪后扶正的治疗原则。笔者所创的治肝三步曲亦是如此，慢性肝病治疗的第一阶段扶阳运枢启开阖是给邪以出路，第二阶段推陈致新化生机是驱邪外出，第三阶段培元扶正固根本为御邪防复。其具体思路为培元重健脾，固本求之肾。《医学衷中参西录》记载："欲治肝者，原当升脾降胃，培养中宫，俾中宫气化敦厚，以听肝木之自理。"张锡纯认为，治肝第一要务在于实脾，并在此认识的基础上创制临床常用方剂培脾舒肝汤。笔者于临床治疗慢性肝病，在培育正气阶段，首重健脾。《素问·经脉别论》言："食气入胃，散精于肝……"一者，脾胃为气机升降之枢，中土敦厚，升降有序，则肝调畅气机顺和，其用合宜；二者，脾胃为水饮疏利之所，精微得布，贯通上下，则肝调节津液平衡，其用顺遂；三者，脾胃为气血生化之源，生化长养，无器不有，则肝藏血源源不断，其体刚健。由是可以观之，治肝重脾，不仅能助肝用、顺肝性，同时还能强肝体、育肝阴，体用皆相宜，故肝强而不患，纵有虚邪贼风及大风苛毒，侵之可御，害之可除，知此旨要，万举万当。

《临证指南医案·肝风》记载："故肝为风木之脏……全赖肾水以涵之……中宫敦阜之土气以培之，则刚劲之质得为柔和之体，遂其调达畅茂之性，何病之有？"肝肾同居下焦，中医理论素有"乙癸同源"之说，二者盛衰同济，互为根本，慢性肝病的治疗根本应求之肾。《类证治裁》曰："夫肝主木，肾主水，凡肝阴不足，必得肾水以滋之。"《医宗必读·乙癸同源论》亦指明："东方之木，无虚不可补，补肾即所以补肝。"笔者治疗慢性肝病主张其源在肾，补肾即可强肝。盖肾水足，则肝体得滋养，虽内寄相火而不亢；肾阳充，则肝用得温煦，虽外感湿寒而不馁。肝肾经气相通，精血同源，藏泄互用，生理同参，病理相连，从肾治肝，不仅能够缓解临床患者口干、口苦、畏寒、便溏等症状，同时还能明显改善肝功能。

第二十五章　风药在慢性乙肝治疗中的作用探微

风药的概念有广义和狭义之分。狭义的风药是指具有疏散风邪、平息肝风功效的药物，即"解表、平肝之药"。广义的风药，泛指具有升散宣通、畅达引导、助阳发散之性的药物，即具备风之主动、善行、清扬开泄的特点，与他药配伍可以疏肝之郁、除脾之湿、兴肾之阳、散脉中瘀等。笔者认为慢性乙肝的病位在肝，主要病变脏腑为肝、脾、肾，病理因素包括气滞、痰、湿、热、瘀。风药的应用不仅可以兼顾慢性乙肝本虚的一面，而且可祛除慢性乙肝标实的一面。针对慢性乙肝病变脏腑，风药可疏畅肝气、醒脾化湿、助阳益肾气；针对病理因素，风药可行气开郁、化痰祛湿、活血化瘀、升散郁热。

一、风药疏肝畅气机

其适用于肝失疏泄，肝气郁结，横逆犯胃以及木克土者。临床常见症状有胸胁胀满，甚则呈现游走性疼痛，肝气犯胃之嗳气呃逆、烧心吐酸，舌苔白，脉弦等。肝主东方，属木，应于春季，在天为风，在脏为肝，因此风气通于肝，据同气相求之理，借助风药之特性疏肝理气。正如《素问·脏气法时论》中所云："肝欲散，急食辛以散之，用辛补之，酸泻之。"常用药物有柴胡、防风、薄荷、郁金、青皮等。

二、风药醒脾化痰湿

其适用于脾脏本虚或者木克脾土，最终导致脾失运化，痰湿积聚者。痰湿之邪可热化亦可寒化，再次伤及脾胃，中焦升降失常，易形成土壅木郁，导致肝胆失于疏泄。临床症见腹部胀满，黄疸，厌油腻，纳差，疲乏，消瘦，便秘或者泄泻等。风药性辛温偏燥且能胜湿，切合脾喜燥恶湿的特点，临床常用苍术、白术、香薷、厚朴、防风、藿香、草豆蔻、草果等"风药"以达到醒脾化痰湿之功。

三、风药助阳益肾气

其适用于素体肾脏本虚，或肝脾病久累及肾脏，最终导致肾阴阳亏虚者。肾阳为人体阳气之根本，免疫力低下导致患者易感乙肝疫毒之邪。这与中医学的疾病发生观相吻合，即"邪之所凑，其气必虚"。临床常见症状为疲乏无力，头晕目眩，腰酸腿软，耳鸣，失眠等。《素问·至真要大论》云"辛甘发散为阳"，风药之辛味与补肾阳之甘味结合，不仅防止辛味耗散之弊，还可增强益肾阳的作用。临床常用羌活、枸杞子、巴戟天、墨旱莲、菟丝子、仙茅等"风药"。

四、风药宣通血中瘀

其适用于外邪入侵，凝聚经脉，肝郁气滞、气滞血瘀或者痰湿积聚，血行不畅以及正气亏虚，血行缓慢而成瘀血证者。慢性乙肝患者临床常见胁肋局部疼痛，腹部青筋暴露，肝脏现有形之物等。根据风药味辛善行，性温可通的特点，单用或者配伍活血药可以从根本上祛除瘀血。针对瘀血证不甚者，临床常用麻黄、桂枝、川芎、当归、秦艽、荆芥等"风药"。桂枝，辛甘温，《本经疏证》记载："凡药须究其体用，桂枝色赤，条理纵横，宛如经脉系络。色赤属心，纵横通脉络，故能利关节，温经通脉，此其体也。"《伤寒论》中不少经典活血方可见到桂枝，如温经汤、黄芪桂枝五物汤等。此外，对于肝区有形瘀血所致有形之物，笔者临证时常选用丹参、姜黄、乳香、三棱、莪术、鳖甲等"风药"。

第二十六章　从肝体阴而用阳论治肝癌

笔者通过对肝体阴而用阳基本内涵的理解，认为肝癌的发生发展，其病机主要为体用俱损，包括肝阳不化气，阴盛留为积，伏阳以促长，亢则变转移。治疗本病时应遵循扶阳以运枢，抑阴防生长，损阳以隔传，培元助体健的治疗思路，从而实现肝用司权衡，肝体和柔润，使阳气宣通疏泄利，阴实消散癥积祛。

一、肝体阴而用阳理论浅识

"肝体阴而用阳"理论源自清代叶天士。《临证指南医案·肝风》记载："故肝为风木之脏，因有相火内寄，体阴用阳，其性刚，主动、主升，全赖肾水以涵之，血液以濡之，肺金清肃下降之令以平之，中宫敦阜之土气以培之，则刚劲之质得为柔和之体，遂其调达畅茂之性，何病之有？"依据中医学肝脏的生理病理特性，叶天士将肝的生理功能和病理变化归纳为体阴而用阳。

一般而言，肝体阴的含义应包括四个方面。首先，就肝脏的部位而言，其位于腰以下，为下焦，故为阴。如《灵枢·阴阳系日月》记载："腰以上者为阳，腰以下者为阴。其于五脏也，心为阳中之太阳，肺为阳中之少阴，肝为阴中之少阳……"又《温病条辨·卷二·中焦篇》云："上焦病不治，则传中焦，胃与脾也；中焦病不治，则传下焦，肝与肾也。"其次，从脏腑表里及藏泻功能来看，肝脏属里，主藏精气而不泻，故为阴。如《灵枢·寿夭刚柔》曰："在内者，五脏为阴，六腑为阳。"《素问·五脏别论》言："所谓五脏者，藏精气而不泻也，故满而不能实；六腑者，传化物而不藏，故实而不能满也。"再次，就脏腑功能而论，肝主藏血，血为阴，故属阴，如《灵枢·本神》云"肝藏血，血舍魂"。最后，肝的病理表现多见阴虚与血虚。如《素问·五脏生成》说："人卧血归于肝，肝受血而能视，足受血而能步，掌受血而能握，指受血而能摄。"

当肝血或肝阴不充,则多见视物模糊、行走不利、手指屈伸受限等表现。

肝用阳的内涵,集中表现为生理表现与病理变化。生理方面,《格致余论·阳有余阴不足论》言:"主闭藏者肾也,司疏泄者肝也。"肝主疏泄,具升发之性,为将军之官,寄龙相之威,相火为阳,温养诸脏,故以阳为用。如《证治心传·卷一·胸胁腹痛肝胃气逆辨》曰:"夫肝体固赖阴血为养,而其所以为将军之性,寄龙相之威者,以真阳之为本也。"《素问·至真要大论》云:"诸风掉眩,皆属于肝。"病理方面,肝疏泄不及,气机郁滞,木火炽盛,甚则引动肝风;肝疏泄太过,木气升动,肝阳易亢,临床多出现头晕、目眩、肢体抽搐及震颤等表现,其性属动,故亦为阳。

二、病机认识

中医古代文献并未确切提到"肝癌"这一病名,众多中医学者根据肝癌临床所表现的纳差、腹胀、肝区疼痛、消瘦等症,将其归属于"肝积""癥瘕"及"积聚"等范畴。关于肝癌的病因病机认识,《诸病源候论·积聚病诸候》曾阐述为:"积聚者,由阴阳不和,脏腑虚弱,受于风邪,搏于脏腑之气所为也。"考究经文释义,大抵肝癌为内外因合病所致,一者正气亏虚,二者邪气侵袭。笔者长期致力于肝癌的研究,积累了丰富的经验,认为肝癌的发生及转移主要归咎于肝体用俱损。

《灵枢·百病始生》记载:"积之始生,得寒乃生,厥乃成积也。"具体来讲,积证的产生机制,《灵枢·百病始生》阐释为:"温气不行,凝血蕴里而不散,津液涩渗,著而不去,而积皆成矣。"总结《黄帝内经》原文对肝癌的认识可以发现,肝癌的始发因素是感受寒邪,盖寒气伤阳,阳气虚馁,温煦失司,气血凝滞,津液停聚,故著而为积。其一方面指出寒邪伤阳导致阳虚是肝癌发生的前提基础,另一方面则强调肝体留为积与气血凝滞、津液停聚有关。如《重订严氏济生方》对肝阳虚所致的肝癌表现概括为:"方其虚也,虚则生寒,寒则苦胁下坚胀……此虚寒之候也。"又《素问·阴阳应象大论》曰"阳化气,阴成形"。阳气具有气化、温煦、推动之性,为人体新陈代谢的原动力。阴性静而善凝聚,故能成形。虽然"肝阳常有余,肝阴常不足"之说由来已久,但由于肝以疏泄为职,其用为阳，用阳其势必微，况且现代临床针对肝癌的治疗嗜喜清热解毒药，更易进一步败损肝阳，使阴积更盛。笔者认为肝癌发生的本质应为肝阳不化气，阴盛体为积。《灵枢·上膈》记载："喜怒不适，食饮不节，寒温不时……积聚已留，留则痈成……"若情志失调、食寒饮冷、寒邪侵袭及起居不时，肝阳受损，肝用难展，其用无能，初以疏泄失司为要，肝阳郁而不达，即肝气郁滞，全身气机升降乖戾，不能助血运则脉道瘀滞，不能行津液则水道受阻；继之阳消阴长突出，即肝阳不化气，阴盛体为积。

《素问·阴阳应象大论》云"阳生阴长"。肝癌在发生的初始阶段以肝阳不化气，阴盛体为积为主，肝癌的进展与转移同样与肝阳失用密切相关。肝癌在进展阶段，由于肝阳不用，郁而不达，精微不化，浊邪内生，肝阳被阴邪所困，继而伏而蓄积。《素问·生气通天论》言，"阳气当隔，隔者当泻"。阳气郁遏伏积，生理之化气功能转为病理之贼火，其所生化长养之能与阴积邪实相伍，同恶相济，不断充养阴盛之积，因而促使肝癌进展加重。《素问·六微旨大论》言，"亢则害，承乃制"。肝阳伏郁，蓄积日久，留而不去，长养痰湿浊毒瘀血阴瘤之体，至伏郁之肝阳亢盛，肿瘤无制，则癌毒浸淫泛滥脏腑四肢百骸。笔者认为肝癌具有"体阴而用阳"的特点，其借病理之肝阳以促生，至其亢盛而转移，即伏阳以促长，亢则变转移。

三、治疗思路

《医理真传》云："可知阳者，阴之主也，阳气流通，阴气无滞。"郑钦安认为阴阳的从属关系为阳主阴从，并依此提出治疗疾病"首重扶阳"的学术思想。张景岳亦在《类经附翼·大宝论》中强调："天之大宝，只此一丸红日；人之大宝，只此一息真阳。"显然，阳气为人体生命活动的基础和根本。由于肝以阳为用，又禀一阳之气升，为弱阳，又主疏泄，因此肝阳常不足。肝阳不足，郁而不展，其犯在肺，则升降之枢紊乱；其乱在脾，则生化之枢衰败；其侵于胆，则出入之枢壅塞。是故气血不调，津液不化，阻于脉道，留于经络，盘踞藏匿阴晦之地，凝而成积，则肝癌始作矣。基于此认识，笔者提出扶阳以运枢，抑阴防生长的治疗思路。大抵扶阳则肝用得权，疏泄有序，生化得常；运枢则阴滞得消，阳道得利，脏腑安和。临证遣方用药,笔者喜用小柴胡汤加黄芪进行化裁。《伤寒论》第230条云:"阳明病……可与小柴胡汤。上焦得通,津液得下,胃气因和……"小柴胡汤具有疏肝和胃之功,且具运枢推陈致新之能。又《医学衷中参西录》云:"肝属木而应春令,其气温而性喜条达,黄耆之性温而上升,以之补肝,原有同气相求之妙用。愚自临证以来,凡遇肝气虚弱不能条达,用一切补肝之药皆不效,重用黄耆为主,而少佐以理气之品,服之覆杯即见效验。"黄芪味甘性温,为补肝气益肝阳要药。黄芪与小柴胡汤合而用之,前者扶阳助肝用,后者运枢消阴滞,师出有名,攻无不克。

《医宗必读·积聚》记载:"中者,受病渐久,邪气较深,正气较弱,任受且攻且补;末者,病魔经久,邪气侵凌,正气消残,则任受补。"肝癌进展及转移期,是肝阳不化气,蓄积亢而害的病理转变,同时也是癌毒败损机体,肝体亦不足,正气虚已甚的病理状态。笔者认为此阶段应以祛邪扶正、攻补兼施为治疗原则,治以清热凉血解毒、补益肝体培元。盖清热则亢阳除,亢阳败故阴不长;凉血则阴积消,阴积去故阳道利;解毒则癌窠损,癌窠灭则生机展;培元则肝体健,肝体充故用为常。如此,清其源,利其道,展其机,培其元,肝癌不转不复。笔者针对此期的治疗,喜用柴胡、茵陈,二药不仅引药入窠,同时兼清热之能,可清热以遏阳;又以垂盆草、山豆根解毒,且山豆根以毒攻毒;白芍、赤芍、丹参凉血化瘀,茯苓健脾化痰,四味药清理瘀滞之阴邪,故利阳用。《素问·至真要大论》曰,"坚者削之"。《临证指南医案·积聚》记载:"初为气结在经,久则血伤入络,辄仗蠕动之物松透病根……"笔者于临证之时常用鳖甲、僵蚕、地龙等虫类药,一者软坚散结,二者以除肿瘤藏匿盘踞之地。《医宗必读·总论证治》言:"按积之成者,正气不足而后邪气踞之。"肝癌发展至中晚期,正气虚甚,祛邪时应兼顾扶正,正胜则邪怯。扶正时,以黄芪补肝气,枸杞子养肝阴,白芍柔肝体。又因"乙癸同源",补肾即可生髓成肝,故常加用补肾药,如熟地黄、黄精及女贞子等。

第二十七章　附子半夏配伍禁忌的理解与应用

附子与半夏同用一直被视为中药配伍"十八反"中的禁忌，笔者认为附子与半夏配伍需要重新审视与定义，且附子与半夏配伍为刚药之属，具有通阳驱浊、祛寒散结、宣气止痛之功，对以寒积、痰饮、气结或癌肿为主的病证具有殊用。

一、附子半夏配伍用，相反之论需审视

有关附子与半夏配伍为相反药的观点历来是颇具争议的热点话题，同时也是无法厘定掣肘临床的现实难题。纵观古今医者对附子反半夏的主流观点，大抵分为两种：一者，配伍禁忌，绝对禁用；二者，疗效斐然，合理运用。前一种观点一方面来源于《神农本草经集注》中记载乌头反半夏，认为附子为乌头的侧根，成分趋于一致，与半夏同用药性相反，增加毒性；另一方面是基于《本草蒙筌》中确切提出附子反半夏。然而，《神农本草经》将附子和乌头分属于两种植物药。后一种观点借此强调"半蒌贝蔹及攻乌"中的乌是指川乌和草乌，而非附子。除此之外，《本草纲目》作为一本颇具权威的药学典籍，同样记载了附子与半夏同用治疗胃冷有痰。而且，古今医家运用附子半夏配伍临床应用广泛，疗效满意，安全可靠，更加强化了这种认识。目前，附子反半夏理论仍未形成统一结论。笔者通过研读大量医籍并根据自身的临床经验，认为附子半夏不应被列入"十八反"中，可将其视为相对禁忌，而非绝对禁忌。笔者在临床应用两者时，应特别注重配伍，附子一般多选用制附子，半夏多用法半夏、姜半夏，而当针对寒痰、癌肿时半夏多使用生半夏，并依据"寒"与"痰"的程度之异，调整附子与半夏的剂量，不仅取得了良好的临床效果，而且未出现不良反应。

二、附子半夏刚药属，寒积痰饮气结用

笔者在临床中发现附子半夏配伍为刚药之属，临床治疗以寒积、痰饮、气结、癌肿为主的病证，疗效非凡。《素问·阴阳应象大论》载："审其阴阳，以别柔刚。"刚药及刚剂的运用是临床独具特色的治疗手段。《临证指南医案》云，"辛温香燥皆刚"。简言之，刚药为气味俱雄之药，具有辛香、峻燥、宣动的特点。《本经逢原》曰："附子气味俱厚而辛烈，能通行十二经，无所不至……"《神农本草经疏》谓："半夏，柴胡为之使。辛温善散……"显然，附子与半夏均为刚药之属，二者配伍能够治疗沉寒痼疾、急危重症，包括中寒阴证、中风、厥逆及喘嗽等。如《金匮要略·腹满寒疝宿食病脉证并治》记载："腹中寒气，雷鸣切痛，胸胁逆满，呕吐，附子粳米汤主之。"附子粳米汤是治疗脾阳衰败、寒气积留所致腹痛的经典方剂，该方由附子、半夏、粳米、甘草、大枣组成。方中附子与半夏配伍，刚燥暖中，温阳祛寒，宣气止痛，能使停寒消解，积冷速除，腹痛立安。除此之外，半夏与附子同用还可见于《金匮要略》治疗寒气厥逆的赤丸；《伤寒论》治疗寒饮内停噎者的小青龙汤加附子；《圣济总录》治疗支饮，膈脘不利，咳嗽喘满的大半夏丸；《太平惠民和剂局方》治疗痰饮积聚，饮食不化的半夏散；《扁鹊心书》主治胃虚冷痰上攻，头目眩晕，呕吐痰涎的附子半夏汤。归纳以上方剂的特点，其运用附子半夏多以"寒""痰""气结"为病理因素。笔者根据临床实践总结认为，附子半夏配伍为刚药相合，二者相反相磨，相激相荡，上下分治，能行能散，能通能补，具有通阳驱浊、祛寒散结、宣气止痛之功，尤其适用于以寒积、痰饮、气结、癌肿为主的病证。

第二十八章 喻嘉言"培养、招纳、解散"新解

中医学认为慢性肝病腹水属于"臌胀"范畴，中医药治疗腹水历史悠久，经验丰富，清代医家喻嘉言在治疗"单腹胀"时提出"培养、招纳、解散"三法，笔者在总结先贤理论的基础上，进一步提炼丰富"培养、招纳、解散"三法为："培养"即腹水治脾，大补中气；"招纳"即升阳运枢，妙用风药；"解散"即癃利水道，气血并疏。

一、单腹胀"培养、招纳、解散"三法溯源及内涵

单腹胀即单纯腹部胀大，青筋暴露，色素沉着，相当于现代医学慢性肝病所出现的腹水表现，其治疗难，预后差。清代医家喻嘉言在《寓意草·面议何茂倩令嫒病单腹胀脾虚将绝之候》中，经验性地提出单腹胀（即腹水）的治疗应遵循"培养、招纳、解散"三法，并阐释了三法的具体概念："则有培养一法，补益元气是也；则有招纳一法，升举阳气是也；则有解散一法，开鬼门，洁净府是也。三法虽不言泻，而泻在其中矣，无余蕴矣。"此三法寓补于泻，以扶正固本为主，兼疏决壅塞之地。

二、攻泻妄用脾气微，腹水猖獗病难消

喻嘉言认为，单腹胀的发生与进展原因有三。一者，单腹胀发生后，医者妄用泻脾之药，导致元气耗损，病延难愈。如《寓意草》言："盖传世诸方，皆是悍毒攻劫之法，伤耗元气，亏损脾胃，可一不可再之药，纵取效于一时，倘至复肿，则更无法可疗。"二者，医者对单腹胀的责任病位认识不清，喻嘉言强调单腹胀的核心病位在于脾，由于脾土虚弱，气不周流，四维不运，清浊反作，气血水湿瘀滞不畅，壅塞胶结，牢固不破，故难疗而现危候。如《寓意草》记载："而单单腹肿，则中州之地，久窒其四运之轴，而清者不升，浊者不降，互相结聚，牢不可破，实因脾气之

衰微所致。"三者，病治不宜，单腹胀患者多体虚而羸瘦，且经克伐之类损耗，泻之不宜，若不及时扶正，或补三消一，或补泻兼施，则愈损愈耗。如《寓意草》谓："且肿病之可泻者，但可施之西北壮盛及田野农夫之流，岂膏粱老少之所能受？……所以凡用劫夺之药者，其始非不遽消，其后攻之不消矣，其后再攻之如铁石矣。"综上，单腹胀的主要病位在脾，核心病机在于脾气衰微。

三、腹水治脾，大补中气

《景岳全书·肿胀》记载："单腹胀者，名为鼓胀……此实脾胃病也。夫脾胃为中土之脏，为仓廪之官，其脏受水谷，则有坤顺之德，其化生血气，则有干健之功，使果脾胃强健，则随食随化，何胀之有？"又《医学原理·肿胀门》言："肿胀之症，方书虽有曰寒曰热之不同、曰虚曰实之不一，原其大要，未有不由中气亏败，运动失常，以致水湿等气不得四布所致。"此外，《灵枢·经脉》云："足太阴之别……虚则鼓胀……"由经文可知，腹水的形成不论是从脏腑角度还是从经络角度，其致病根本原因在于脾土虚弱，气血水食不运不化，蓄积腹部，蕴久而成。因此，慢性肝病腹水的治疗应以健脾为主。盖脾气健旺，则转运承化如常，气滞得行，血瘀得运，水蓄得利，其阳道畅，其阴积祛，则腹水可除。笔者通过大量临床发现，慢性肝病腹水病性为因虚致实，其病位在脾，治疗关键在于大补中气，不能见胀即消其胀，妄用耗气散气之属，不可见肿唯利其水，滥投泻肺膀胱之剂，亦不能见血即散其瘀，屡行破血逐瘀之类。临证应以黄芪、白术、党参之品补益脾气，且用量要大。或言腹水腹胀，倘若投以补药，岂不加重？此塞因塞用之法，彼中气健旺，行运如常，终邪无所留，病渐愈也。

四、升阳运枢，妙用风药

脾主升清，以阳为用，以运枢为要，以风药为重。李东垣在《脾胃论》中指出："夫饮食入胃，阳气上行，津液与气入于心，贯于肺，充实皮毛，散于百脉。脾禀气于胃，而浇灌四旁，营养气血者也。"又《脾胃论·脾胃胜衰论》说："脾胃不足之源，乃阳气不足。"大抵脾阳升清，谷气留行，元气方能充沛，其输气散精，使清阳出上窍，浊阴出下窍，其化气血能充皮肤荣百脉，其行津液可利关节濡经络。此外，叶天士《临证指南医案》中也论及"太阴湿土，得阳始运"。显然，升发脾阳是人体生命活动正常运行的保障。《素问·刺禁论》曰"脾为之使"。《医学求是·血证求原论》谓："脾土为阴土，土位于中而火上、水下、左木、右金。左主乎升，右主乎降。五行之升降，以气不以质也，而升降之权衡，又在中气。"作为调节五脏生理功能及气机升降的枢纽，脾土司职在权，脾阳升运，则枢机得利，中轴转动，四维相合；升降有度，承克有制，则气血周流不休，机体生蕴无穷。笔者在治疗慢性肝病腹水时应用升运脾阳，运转枢机时善用风药，风药具有升、散、宣、通、动等特点，不仅可以助脾升清升阳，而且风药性辛走窜，上行下达，彻内彻外，功贵宣通行滞，能够散郁火、胜湿气、通经络、除瘀积、调神志，临证时应用防风、苍术、藿香等，每获殊效。

五、龥利水道，气血并疏

唐容川《血证论》中记载，"水病则累血，血病则累气"。《医碥》亦云："气血水三者，病常相因，有先病气滞而后血结者，有先病血结而后气滞者，有先病水肿而血随败者，有先病血结而水随蓄者。"慢性肝病腹水在病情进展中常常表现为气、血、水相互为病。盖脾虚不布津液，津液滞于水道，壅塞而不通，此为水病；津液阻于血脉，凝结而不畅，此为血病；水道不通，血脉不行，气必郁结，此为气病。气滞、血瘀、水停壅滞胶结，三者为患蓄积腹部，损阳而难推陈致新，故阴邪盛，腹水作而难疗。若不及时通调气血水，使之龥利畅通，则腹水加重，愈演愈烈，终至命期。诚然，龥利水道、疏决气血是治疗慢性肝病腹水的关键。治疗本病时，笔者喜用参芪当归芍药散为基础方进行加减，气滞甚者加青皮、陈皮，血瘀甚者加三棱、莪术，水停甚者加车前子、防己。《医门法律·胀病论》记载："然则胀病岂无血分腹中坚大如盘者乎？多血少气，岂无左胁坚大如盘者乎？多气少血，岂无右胁坚大如盘者乎？"此外，需要指出的是，基于气血水理论辨证治疗慢性肝病腹水，应根据气血水之多少及临床症状表现辨证，既要有所侧重，也应互为兼顾。这样既能够系统而动态地掌握疾病发展规律及病机演变趋势，又可以更好地因机而治，驱邪外出。

第二十九章　择时治疗理论及早攻晚补法

《素问·宝命全形论》曰："人以天地之气生，四时之法成。"择时治疗理论对于指导临床治疗疾病具有重要意义。基于此，笔者提出了"早攻晚补法"治疗肝癌腹水，疗效明显。

一、择时治疗理论探微

阴阳消长的变化是择时治疗的基础。《素问·脉要精微论》言："是故冬至四十五日，阳气微上，阴气微下；夏至四十五日，阴气微上，阳气微下。"由四时阴阳消长的规律可知：冬至一阳生，冬至至立春阳气微升，阴气微降；夏至一阴始，夏至到立秋阴气微升，阳气微降。人与天地相参，与日月相应，冬至至立春阳气初生，至立夏前逐渐隆盛，此阶段若阳气虚弱的患者能顺应阳气升发之势，并配合补益阳气的方药，可使疾病缓解明显。立夏至立秋，阳气已衰，阴气始盛，至立冬前阴盛明显，此阶段若阴血虚弱的患者能顺应阴气蓄盛之势，酌加补益阴血之药，则治疗效果突出。显然，借助四时阴阳更迭不仅能够掌握机体疾病的发生发展规律，同时也可根据阴阳盛衰之势灵活选择给药时间，这对于提升临床诊疗水平具有积极影响。《素问·金匮真言论》记载："平旦至日中，天之阳，阳中之阳也；日中至黄昏，天之阳，阳中之阴也；合夜至鸡鸣，天之阴，阴中之阴也；鸡鸣至平旦，天之阴，阴中之阳也。"通过经文可知，以日节律观察阴阳消长的变化，平旦至日中，阳气最盛；日中至黄昏，阳气略减；合夜至鸡鸣，阴气最盛；鸡鸣至平旦，阴气略减。根据一日阴阳消长的变化，《灵枢·顺气一日分为四时》对于疾病的转归与预后总结为"夫百病者，多以旦慧昼安，夕加夜甚"。据此，众多疾病病情多在平旦缓解，白天稳定，傍晚进展，夜间加重。其具体原因，书中阐释为："朝则人气始生，病气衰，故旦慧；日中人气长，长则胜邪，故安；夕则人气始衰，邪气始生，故加；夜半人气入脏，邪气独居于身，故甚也。"人气与病气生长盛衰的变化，根本在于阴阳消长。阳气盛、人气健则旦慧、昼安，阴气盛、病气强则夕加、夜甚。阴阳消长不论是四时的变化，还是一日的更替，其对疾病的防治均具有重要影响，运用择时治疗理论能够为中医药防治疾病提供新思路，并且为时间医学提供新方向。

此外，子午流注理论是中医时辰医学的重要内容。"子午"代表时辰，"流注"是指气血灌注。子午流注理论将一天24小时分为十二个时辰，分别对应十二地支，是一种根据日时干支推算人体脏腑、经络气血流注盛衰开阖时间，进而选取相应五输穴和原穴进行针灸治疗的方法。该理论最早起源于《黄帝内经》，具体包括子午流注纳甲法、子午流注纳子法及养子时刻注穴法。子午流注纳甲法又称子午流注纳干法，以天干为主按时开穴，取穴原则为"阳日阳时开阳经之穴，阴日阴时开阴经之穴"。子午流注纳子法是依据地支按时取穴的方法，也叫子午流注纳支法，多以子母补泻取穴法为选穴依据，即实证时，在气血流注至病经的时辰，取其子穴行泻法；虚证时，在气血流过病经的时辰，取其母穴进行补法。养子时刻注穴法，是配合阴阳、五行、天干、地支逐日按时开穴的一种针刺取穴法。该法以时干为主，按"阳时开阳经穴，阴时开阴经穴"的规律取穴。《针灸甲乙经》记载："随日之长短，各以为纪。谨候气之所在而刺之，是谓逢时。病在于阳分，必先候其气之加于阳分而刺之。病在于阴分，必先候其气之加于阴分而刺之。谨候其时，病可与期，失时反候，百病不除。"子午流注理论强调治疗疾病时应遵循"天人相应"的整体观念，"择时治疗""因时制宜"能更好地提高治疗效果。

五脏主时与生克也是择时治疗的重要体现。《素问·六节藏象论》言："心者……通于夏气。肺者……通于秋气。肾者……通于冬气。肝者……通于春气。脾、胃、大肠、小肠、三焦、膀胱者……通于土气。"从五脏主时的年节律来看，肝主春，心主夏，脾主长夏，肺主秋，肾主冬。通俗来讲，五脏主五时，应其时则盛，逆其时则衰。明确五脏与五时变化对疾病的发生、发展、预后的影响，能够指导临床医生科学、合理、有效用药。《素问·脏气法时论》云："肝病者，平旦慧，下晡甚，夜半静……心病者，日中慧，夜半甚，平旦静……脾病者，日昳慧，日出甚，下晡静……肺病者，下晡慧，日中甚，夜半静……肾病者，夜半慧，四季甚，下晡静。"从五脏主时的日节律而言，肝主平旦，心主日中，脾主日昳，肺主下晡，肾主夜半。五脏应其时则病愈，逆其时则病进。《素问·脏气法时论》载："病在肝，愈于夏，夏不愈，甚于秋，秋不死，持于冬……"由经文阐述可知，主时之脏与时令之间的五行生克关系对于疾病亦具有重大影响。以肝病为例，由于阳气在夏天升发开散，肝气郁结者能缓解；由于秋天对应五行属金，其脏气之盛，必克已衰之肝木，故为病甚；至于冬，五行属水，水生木，故病情趋向平稳。故《灵枢·顺气一日分为四时》又云："脏独主其病者，是必以脏气之所不胜时者甚，以其所胜时者起也。"深入认识五脏主时及生克之间的关系，对于临床择时治疗、因时防变、依时防传具有重要的临床指导意义。

二、早攻晚补法治疗肝癌腹水

依据阴阳消长的日节律，"阳气者，一日而主外。平旦人气生，日中而阳气隆，日西而阳气已虚"，人体在平旦阳气初萌，至日中而隆盛，日西而衰弱。《医理真传》曾强调："子不知人之所以立命者，在活一口气乎？气者，阳也……阳气流通，阴气无滞，自然胀病不作。阳气不足，稍有阻滞，百病丛生，岂独胀病为然乎？"肝癌腹水主要累及的病位为肝，且肝主疏泄，以阳为用，平旦至日中，人体阳气盈满，正气健强，使用早攻法，能够做到攻邪而不伤正；夜间阳气衰微，邪气独盛，应用晚补法，可使养正而不助邪。从五脏主时的日节律而言，"肝病者，平旦慧，下晡甚，夜半静"。因平旦寅卯，木旺时也，故爽慧；下晡申酉，金之胜也，故加甚；夜半亥子，木得生也，故安静。肝癌腹水平旦使用攻法，能从正气以祛邪；下晡至夜使用补法，一者防肺金之克伐，二者助肾水之滋生，此扶正气以御邪。运用早攻晚补法治疗肝癌腹水是因时制宜的具体体现，不仅理论基础完备，而且临床疗效明显，同时现代时间医学同样提出应根据昼夜节律对癌症的影响而合理选择给药方法。此外，肝癌腹水临床多表现为朝宽暮急，存在早晨缓解夜间加重的特点，应用早攻晚补法遵循了疾病发生发展的规律，故早攻晚补法是择时治疗与临床特异性表现相结合的可靠有效治法。

第三十章　治肝五法与柴芪益肝颗粒的创制

慢性肝病为临床常见病与多发病，笔者在长期的大量临床实践中，创造性地提出了治肝五法且研制效方，应用临床，收效颇丰。

一、遵经旨

（一）肝以阳为用

《素问·生气通天论》指出："阳气者，若天与日，失其所，则折寿而不彰……"阳气司职人体一切生命活动，阳气充足，通达周身，阴气无滞，虚邪贼风可御，诸病顽疾不起。因此，重视阳气在防治疾病中的作用十分关键。《临证指南医案·肝风》言："故肝为风木之脏，因有相火内寄，体阴用阳。"肝以阳为用，一方面肝阳健，则能司肝用；肝用畅，则能助疏泄；疏泄利，则气机有序；气机衡，则出入得蠲；出入蠲，则蕴化万象。另一方面，肝阳足，则体阴有化；体阴化，则肝阳可制；故能体用合宜，以致阴平阳秘，精神乃治。另外，肝阳兼具相火之能，人非此火不能生，重视肝阳在慢性肝病中的影响十分必要。

（二）顺其性为疏

《读医随笔·平肝者舒肝也非伐肝也》记载："肝之性，喜升而恶降，喜散而恶敛。"简言之，肝喜条达而恶抑郁。《素问·六节藏象论》强调："肝者，罢极之本，魂之居也……此为阳中之少阳，通于春气。"首先，从生理角度而言，肝为少阳，为初生之阳，应春生气而主持升发之能，其气本弱，因此更需要关注肝气和顺与否。其次，在慢性肝病的进展过程中，湿、毒、瘀、痰等病理产物留蓄，常常致使肝失疏泄，而肝失疏泄直接导致肝气升发畅达之性受损，其最终结局则进一步加重肝失疏泄的程度。如此恶性循环，慢性肝病缠绵无期，病难速愈，往往进展。

（三）运枢以推陈

《说文解字》中"枢"字的解释为"户枢也"，即门上的转轴，后世引申为枢纽、中心之义。中医学理论认为，肝胆为气机出入之枢，对于人体气机的调节与平衡具有关键作用。此外，脾胃为气机升降之枢，是气机升降有序的主要调控者。而脾胃司职气机升降的功能，与肝主疏泄密切相关。如《素问·宝命全形论》记载"土得木而达"。《读医随笔·平肝者舒肝也非伐肝也》亦提道："凡脏腑十二经之气化，皆必藉肝胆之气化以鼓舞之，始能调畅而不病。"而且《素问·六微旨大论》强调："出入废则神机化灭，升降息则气立孤危……是以升降出入，无器不有。"显然，运转肝胆、脾胃之枢是机体实现新陈代谢的关键。

（四）降浊致生机

《黄帝内经素问集注》录有："木乃水中之生阳，故肝主疏泄水液。"《血证论·脏腑病机论》言："肝属木，木气冲和调达，不致遏郁，则血脉得畅。"显然，肝对机体水液代谢、血液运行具有重要的调节作用。慢性肝病，病位多责于肝，肝用不畅，疏泄失宜，肝枢不利，则气机紊乱、水液停蓄、血行受阻，气血水胶结，积留不去，则变生浊毒，进一步加重慢病肝病。因此，此阶段行气滞、除湿热、化瘀血、祛痰饮、清浊毒等，是司复肝主疏泄功能正常、蕴化生机的重要保障，同时也是延缓慢性肝病进展、改善慢性肝病病情的有效举措。浊邪降则木德周行，阳舒阴布，五化宣平。

（五）育阴强肝体

《格致余论》有言："阳常有余，阴常不足。"朱丹溪认为，人体阳气充足而阴液常常表现为不足。而肝以阴为体，一方面，从生理角度来看，肝阴本身亏虚。另一方面，从病理角度而言，慢性肝病的初始发病阶段以损耗肝气、肝阳为主，一旦失治误治，病情进一步加重，则日久损及肝阴。肝阴不充，则肝体失养，加之浊邪留滞，肝络壅堵，肝体逐渐硬化，功能废灭，诸症叠起，可作黄疸，可致腹水，可生腹胀，至肝体败坏，癌窠渐著，则病情危矣，贻害无穷。况且，在临床慢性肝病诊疗过程中，众多医者习用清热解毒等苦寒药，苦寒伤阴，因此肝阴亦不足，肝体始终不充，不充则不健，不健则难为刚脏，不为刚脏则推陈致新难展，故而慢性肝病迁延不愈。

二、纠时弊

大量的临床观察和文献报道显示，慢性肝病的病机多被认识为肝郁脾虚、湿热蕴结、浊毒内蕴等，且治疗多以清热解毒为法，药性多为寒凉，但肝本刚柔并济之脏，过用寒凉必致阳气衰败。加之现代人生活饮食、作息的改变，阳气损耗日益严重，肝阳虚的患者所占比例也越来越多。此外，慢性肝病在疾病进展过程中，由于本体阳化气功能失职，阴寒内生，湿盛气滞，痰浊不化，瘀血内生，蕴热酿毒，正邪相持交争不下，病久缠绵难愈，进一步加重了对阳气的损耗。虽然少部分研究提出了补肝阳的观点，但尚未引起临床医务工作者广泛的关注与重视。与此同时，苦寒药多具沉降之性，而肝喜升散而恶抑郁，其性不展，则疏泄难用，治疗上运转枢机的治法也鲜有被提出。基于以上，笔者提出治肝五法以纠时弊，即扶肝阳、顺肝性、运肝枢、降肝浊、育肝阴，以期提升慢性肝病的诊疗水平。

三、创五法

（一）扶肝阳

叶天士曾指出："考《内经》肝病主治三法，无非治用治体。"肝阳本虚，扶肝阳可使肝用畅，进而起到疏达机体一切功能活动的作用。鉴于肝以阳为用的特性，在慢性肝病的诊疗过程中，扶助肝阳的治法应贯穿始终。扶肝阳并不是指峻用辛温大热之品，而是采用具有补肝气的药物或者风药助阳、升阳以宣通。一者，肝阳本具升动之性，辛温峻烈之品容易导致阳亢。二者，如慢性肝炎病毒活动期，应用补阳温阳之属不利于病毒的清除。临证之时，笔者喜用黄芪补益肝气以扶助肝阳，诚如张锡纯所言："肝属木而应春令，其气温而性喜条达，黄耆之性温而上升，以之补肝，原有同气相求之妙用……"此外，现代药理学及基础研究也发现，黄芪对于肝炎、肝硬化、肝癌均有较好的治疗作用。

（二）顺肝性

《素问·六元正纪大论》言，"木郁达之"。《素问·五常政大论》亦记载："发生之纪，是谓启陈，土疏泄，苍气达，阳和布化，阴气乃随，生气淳化，万物以荣。"肝气疏畅，顺性而达，是机体气血、津液、饮食运化如常的关键。四逆散是疏肝的名方、验方，笔者于临床治疗慢性肝病时常用四逆散疏理肝气。该方不仅是疏肝的有效方剂，同时还具有和阴阳、调枢机、畅三焦等作用，肝性顺遂，则疏泄得宜，一气周流，脏腑坚固，血脉调和，经络濡利，百骸健强，故正气存而御百邪。临证时，对于肝气郁结兼有湿热者，常联合龙胆泻肝汤加减；兼有瘀血者，常配伍丹参、莪术；毒邪突出者，垂盆草、叶下珠为佳；脾虚明显者，苍术、白术同用；气滞为甚者，青皮、陈皮共伍。

（三）运肝枢

前文已述，肝脏是调节气机升降出入的主要脏腑之一。起枢开阖，气化如常，是机体推陈致新，淳化生机的重要因素。治疗慢性肝病，笔者喜用小柴胡汤运转肝枢。一方面，"少阳为枢"，小柴胡汤中柴胡、黄芩主入少阳，是调畅枢机的主药。另一方面，《伤寒论》第230条记载："阳明病，胁下硬满，不大便而呕，舌上白苔者，可与小柴胡汤。上焦得通，津液得下，胃气因和，身濈然汗出而解。"由经文之义可知，小柴胡汤具有畅利三焦之用。三焦是畅达内外，通行表里，灌养周身的主要场所。如《中藏经·论三焦虚实寒热生死顺逆脉证之法》言："三焦者……总领五脏六腑、营卫经络、内外、左右、上下之气也。三焦通，则内外、左右、上下皆通也。其于周身灌体，和内调外，荣左养右，导上宣下，莫大于此者也。"此外，《神农本草经》指出，柴胡"主心腹，去肠胃中结气，饮食积聚，寒热邪气，推陈致新"。综上，小柴胡汤不仅可以启枢开阖，而且兼具畅达三焦、推陈致新之殊用。

（四）降肝浊

随着慢性肝病的不断进展，肝脏司职疏泄、调达、藏血等功能紊乱，诸邪留滞，百废不兴。《素问·至真要大论》言："必先五胜，疏其血气，令其调达，而致和平。"因此，祛除湿、热、瘀、毒、痰等病理产物，是复司肝用，荣养肝体，疗愈肝病的前提。《临证指南医案》记载："……久则邪正混处其间。草木不能见效，当以虫蚁疏通逐邪。"针对此阶段的治疗，在应用清湿热、祛瘀血、化痰浊、消浊毒的基础上，笔者常常配伍使

191

用虫类药。虫类药为气血有情之品，较无情草木及矿物类药灵奇，能够内达脏腑，外通经络，畅上达下，左右逢源，尤其对于清剿胶结盘错壅遏之邪，其功效别具一格。

（五）育肝阴

肝阴不足是慢性肝病进展至中晚期的主要病机。因此，该阶段应以滋养培育肝阴为治疗大法。盖肝阴足则肝用健，肝用强则疏泄利，其主司气血津液运行有常，则无气滞、瘀血、痰饮、浊毒等病理产物蓄积，肝体充养，肝用得权，体用相宜，自然升降有序，出入有衡，生机蓬勃，驱寇逐邪。《灵枢·本神》曰"肝藏血，血舍魂"。李中梓《医宗必读·乙癸同源论》亦言："东方之木，无虚不可补，补肾即所以补肝。"笔者于培育肝阴时主张补肝血与滋肾阴两方面并重，常用四物汤、一贯煎、二至丸及六味地黄丸进行化裁。现代研究发现，以上方剂对慢性肝病具有良好的治疗作用。

四、制效方

根据治肝五法，笔者研制出经验方剂——柴芪益肝颗粒（黄芪、茯苓、甘草、黄精、柴胡、白芍、赤芍、丹参、鳖甲、茵陈、山豆根、垂盆草），临床与基础研究均证实该方对慢性肝病治疗安全有效。方中黄芪、茯苓、甘草合而扶助肝脾之阳，白芍、黄精共奏育养肝体之效，以承"体阴用阳"之旨；赤芍、丹参、鳖甲活血化瘀，茵陈清热祛湿，山豆根、垂盆草清热解毒，以上左右逢源，各司其职，消积行滞，以达降泄肝浊"邪尽正复"之用；又伍柴胡引经达所，运转枢机，顺遂肝性，推陈致新，以奏"启阖运枢"之功。诸药共合五法，故而肝用畅、肝性遂、肝枢运、肝浊降、肝阴充，扶正祛邪，攻无不克。

第三十一章　中焦瘀堵学说的提出及治疗思路

在阅读大量中医经典和丰富的临床实践中，笔者根据脾胃脏腑生理功能及病理改变，提出中焦瘀堵学说，并阐明脾胃气虚为中焦瘀堵之本，升降败乱为中焦瘀堵之渐，清浊相干为中焦瘀堵之要；治疗上强调以"活""通""散"三法疏通中焦瘀堵，即益气升阳法"活"脾胃正气，辛开苦降法"通"中焦之枢，激浊扬清法"散"瘀堵之地。

一、中焦瘀堵学说理论基础

（一）中焦生理观

《难经·三十一难》记载："中焦者，在胃中脘，不上不下，主腐熟水谷……"《灵枢·营卫生会》亦云："中焦亦并胃中，出上焦之后。此所受气者，泌糟粕，蒸津液，化其精微，上注于肺脉，乃化为血，以奉生身，莫贵于此……"由经文可知，中焦主要指脾胃，其主要生理功能是参与饮食物的运化腐熟和气血化生。另外，《素问·六微旨大论》言："出入废则神机化灭，升降息则气立孤危……非升降，则无以生长化收藏。是以升降出入，无器不有。"脾胃位居中央，灌溉四旁，枢决四象，是机体气机升降的枢纽，诚如《医碥》中所云："肝主升，肺主降……心主动，肾主静……而静藏不至于枯寂，动泄不至于耗散，升而不至于浮越，降而不至于沉陷，则属之脾，中和之德之所主也。"显然，中焦脾胃升降有序，则四维运转，清浊可辨，脏安腑和，苛疾不生。

（二）中焦病理观

《古今医统大全》指出："脾胃虚，则五脏六腑、十二经十五络、四肢百骸皆不得营运之气，而百病生焉。"简言之，中焦脾胃虚弱是致生百病的根本原因。就脏腑角度而言，脾胃虚弱，生化气血不足，病于心，心脉失养，心神失御；病于肝，肝体不充，肝用失畅；病于肾，肾精难化，作强不能；病于肺，宣肃无权，呼吸不利；病于肠，清浊不泌，传导失调；病于膀胱，失于气化，收摄难继；病于胞宫，经血无源，地道不荣；病于胆腑，胆汁不用，清虚混沌；病于三焦，气水不畅，沉积纳垢。从经络四肢百骸而论，脾胃虚弱，经脉不通，关节不利，四肢不用，百骸失濡。此外，从病理角度来看，脾胃虚弱，气滞、湿阻、热蓄、痰积、寒凝、水停、血瘀、毒聚，皆相扰为乱。

二、中焦瘀堵学说内涵发微

（一）脾胃气虚为中焦瘀堵之本

中医学认为脾胃作为中焦的核心，其运化水谷、化生气血的功能为整个机体生命活动正常运行提供了物质基础。《难经·八难》记载："气者，人之根本也，根绝则茎叶枯矣。"《中藏经·论胃虚实寒热生死逆顺脉证之法》强调："胃者，人之根本也，胃气壮，则五脏六腑皆壮。"《素问·经脉别论》亦言，"勇者气行则已，怯者则著而为病也"。从经文之意可知，脾胃之气为人之根本，人有此生，全赖此气。脾胃之气壮，则脏腑安和，功能如常，人之体质亦强实而不病。一旦脾胃气虚，一方面，脾胃运化功能受损，气机停滞，水液停蓄，饮食积滞，气水食相合为患，盘根错节，形成瘀滞，若进展迁延，血液运行亦受阻，诸邪蕴结，滞而不行，瘀而不通，则中焦瘀堵始成。另一方面，中焦瘀堵不仅增加了脾胃运化的负担，还致使脾胃之气愈损愈烈，进一步加重瘀堵的程度。如此恶性循环往复，则四旁无供养之源，经络无濡养之机，四肢百骸无荣养之化，致生百病，贻害无穷。诚然，脾胃气虚是导致中焦瘀堵的根本原因。

（二）升降败乱为中焦瘀堵之渐

《类经附翼·医易义》言："死生之机，升降而已。"《四圣心源》记载："中气衰则升降窒……四维之病，悉因于中气。"《医学求是》亦明确提出："中气为升降之源，脾胃为升降之枢轴。"显然，升降有序对于维持机体气化过程和脏腑功能有序进行至关重要，而调节升降的核心脏腑在于脾胃。中气健旺，脾胃升降相因，枢轴运转，一气周流，万象更新，则生蕴无穷。前文已述，脾胃气虚是中焦发生之本，随着脾胃气虚的进一步加重，脾胃纳运不及，化而失司，通行不利，枢而难决，有生湿者，有炼痰者，有血瘀者，有毒聚者，因虚致实而病。阴邪留蓄，阳道不畅，气机乖戾，升者不升，降者不降，上下不通，内外不布，表里不达，出入不衡，故而生机紊乱，病期如至。人身气贵流行，百病皆由怠滞，"升降息则气立孤危"。因此，升降败乱是中焦瘀堵不断进展的重要因素，斡旋升降、平衡出入是治疗的关键。

（三）清浊相干为中焦瘀堵之要

《灵枢·阴阳清浊》记载："受谷者浊，受气者清，清者注阴，浊者注阳，浊而清者上出于咽，清而浊者则下行，清浊相干，命曰乱气。""清浊"是指奉养机体的精微物质。关于清浊的走注方向，《黄帝内经》总结为"清阳出上窍，浊阴出下窍；清阳发腠理，浊阴走五脏；清阳实四肢，浊阴归六腑"。根据经文之旨，可概括为清阳升而浊阴降，清升浊降是确保生命活动正常进行的必要条件。一旦清浊不分，相互干扰则贻害无穷。如《灵枢·五乱》中提道："清浊相干……气乱于心，则烦心密嘿……乱于肺，则仰喘喝……乱于肠胃，则为霍乱……乱于头，则为厥逆，头重眩仆。"另外，脾胃是维持机体清升浊降的关键。如《四圣心源》记载："胃主降浊，脾主升清。湿则中气不运，升降反作……人之衰老病死，莫不由此。"当人体脾胃虚弱时，升降逆乱，清阳下陷，浊阴上逆，清浊相干，混沌交合，肆虐无制，气血水神俱乱，壅滞胶结，缠绵中焦，则瘀堵加剧，神机泯灭。因此，清浊相干为中焦瘀堵之要。

三、中焦瘀堵学说治疗思路

（一）益气升阳法"活"脾胃正气

《本草通玄》记载："土旺则清气善升而精微上奉，浊气善降而糟粕下输……"《中藏经·论五脏六腑虚实寒热生死逆顺之法》曰："虚则补之，实则泻之，寒则温之，热则凉之，不虚不实，以经调之，此乃良医之大法也。"补益脾胃是中焦瘀堵治疗的关键。但考虑到脾气升运清阳的生理特性，脾胃气虚，则清阳下陷，浊气上犯，清浊逆乱为患，则诸疾骤起。如

《脾胃论》云："损伤脾胃，真气下溜，或下泄而久不能升，是有秋冬而无春夏，乃生长之用，陷于殒杀之气，而百病皆起。"故笔者在针对中焦瘀堵提出益气为先的同时，强调升阳。一方面，阳气是人体物质代谢、能量转化及维持生理功能正常进行的原动力。升阳能够推动脾胃阳气流通，脾胃之气激活，则运化功能如常，推陈致新有途，自然阴气无滞，百病不生。另一方面，佐以升阳之品，阳有化气消浊之功，一者阳升则阴降，此为升阳气以降浊气之法；二者阳气足则阳道畅，脏腑经络、四肢百骸得濡，则机体生化长养得助，生命之机源泉不竭。在临床诊疗时，笔者常喜用升阳益胃汤进行化裁加减，并且根据"岭南多湿，湿遏伤阳"的地域特点，强调运用方中具有升阳作用的风药如柴胡、防风等剂量要大，通常防风用至30g。

（二）辛开苦降法"通"中焦之枢

《素问·阴阳应象大论》阐明："气味辛甘发散为阳，酸苦涌泄为阴。"辛味药具有升发宣散的特性，而苦味药则以降泄为功用。在方药的配伍过程中同时应用辛温药和苦寒药，被称为辛开苦降法。辛开苦降法形成于《黄帝内经》，对该法使用集大成者当属汉代医家张仲景，其创制的以半夏泻心汤为主的系列方在临床应用广泛，效果显著。笔者认为辛开苦降法在中焦瘀堵中的应用其主要作用在于斡旋气机，复司升降。《素问·至真要大论》言"阳明之复，治以辛温，佐以苦甘"，强调辛开苦降法是恢复脾胃功能、平衡升降的关键。因辛味药可升脾气，可助脾运，可散脾壅，而脾以升为健，药与脏合，则升者可升；苦味药可降浊阴，可泄积滞，可涤宿邪，又胃以降为顺，药与腑配，则降者可降。脾升胃降，则气机通调，其清阳可升，阴滞可消，因以壅滞瘀堵可除。黄元御曾言："人之中气，左右回旋，脾主升清，胃主降浊。在下之气，不可一刻而不升；在上之气，不可一刻而不降。"诚然，脾胃升降如常，清浊复位，一气周流，枢转得利，四维为继，气血水神，无往不利，何患无治？临证之时，笔者常用四逆散和半夏泻心汤进行化裁。一者，土壅木郁，肝之疏泄亦不及；二者，肝胆为出入之枢纽，出入权衡则升降得复。笔者临证常用黄芪畅肝阳，利疏泄；香附解肝郁，行气滞；生麦芽和肝性，遂肝用。

（三）激浊扬清法"散"瘀堵之地

《经历杂论》曾言："善用兵者，必先屯粮；善治邪者，必先养正。其有邪实正虚之症，不去邪，正不得复，不养正，邪不能解，妙在去邪不伤正，扶正不助邪，斯得法矣。"笔者创中焦瘀堵治疗三法宗固本清源之旨，前文所述两法为固本，激浊扬清法为清源之用。激浊扬清法是指通过使用祛除气滞、痰湿、瘀血、浊毒、湿热等病理产物的方药，以使清浊各归其主、各安其所、各司其职的一种治法。清浊相干，混沌壅滞，气血水神皆相扰，脏腑功能俱紊乱，无升降，无出入，陈积不除，致新无源，生机幻灭。因此使用激浊扬清法以散瘀堵之地，以调升降，以复生化。笔者在临证时常喜用越鞠丸合小柴胡汤进行加减化裁，一者，越鞠丸能解六郁；二者，小柴胡汤可以畅通三焦。六郁解，三焦畅，则清浊顺从，脏安腑和。临证时可根据病理产物之异、程度之别，权衡用药，如湿盛者，白术、苍术同用；痰著者，半夏、茯苓同用；气滞甚者，陈皮、青皮同用；瘀血显者，丹参、当归同用。

第三十二章　从"金木交互"论治慢性肝病

从"金木交互"论治慢性肝病具有扎实的中医理论基础，即从五行生克角度而言，亢则害，承乃制，慢性肝病常常容易引发肝气、肝火、肝阳亢而无制，佐金可以平木，慢性肝病迁延不愈，肝阴不足，金水相生亦能补其不足，充养肝体。从气血化生理论来看，肺主气，肝藏血，气血运行有常，则肝体用俱健。此外，从气机升降出入而论，肝左升而肺右降，升降相因，则出入有度，无器不有。故针对慢性肝病的治疗，笔者提出以"金木交互"理论为视角的治疗思路，包括培土生金以制木、金水相生以涵木、复司升降以畅木。

一、从"金木交互"论治慢性肝病的理论基础

（一）五行生克

《素问·六微旨大论》记载："亢则害，承乃制，制则生化，外列盛衰，害则败乱，生化大病。"由经文可知，五行相互制约、脏腑相互协调是机体生化有常的关键，一旦某一行亢乱，平衡失序，则贻害无穷。就肝肺而言，肝在五行中属木，肺在五行中为金。在生理情况下，肝木顺遂畅达，疏泄得利，藏血有权，气化如常，则行春令而安脏腑，濡经络，养百骸，诸疾不生。众所周知，慢性肝病主要病位在肝，初始阶段主要为肝气郁结，继则郁而化火，肝火旺盛，随着病情的进展，火愈炽盛，肝火引动肝风肝阳，则病情逐渐加重。慢性肝病的进展，一方面责之于肝气、肝火、肝阳本身亢盛，亢而无制，动乱诸邪，合而致患，遂致纠缠不瘥，另一方面，也与肺金克制不及有关。诚如《医经溯洄集·五郁论》中强调的："如木过者，当益金，金能制木，则木斯服矣。"肺金乘克有制则肝木不亢，肝木不亢则气可畅利，火可生化，阳可长养，虽有贼邪，亦能平叛诸乱，故而肝病不进，调理可瘥，治之可愈，功奏尤捷，此阶段应以泻肝

为主，兼以荣金。此外，亦有肺金本虚，肝木反侮之机，倘若投以补养肺金之品，行以治节之令，则妄乱之肝木自平。此五行制化之旨，实为善法，临证之时，不可不察。

（二）气血调节

《素问·调经论》指出："人之所有者，血与气耳。"《妇人大全良方》亦言明："夫人之生，以气血为本。人之病，未有不先伤其气血者。"气血是构成人体和维持机体一切生命活动的物质基础。气血盈满，调和布达，则身形可充，神机可养，形神合一，脏安腑和，病安从生？纵有虚邪贼风，亦能御外而除，故而尽享天年，度百岁而不衰。因此，重视气血在人体疾病发生发展中的作用对于防治疾病具有重要意义。《素问·五脏生成》记载："诸气者，皆属于肺。"《素问·六节藏象论》同样阐明，"肺者，气之本"。显然，肺主机体一身之气，不论是对于气的生成还是调节均起到关键作用。此外，"肺朝百脉"，"肺主治节"，肺脏参与并调摄机体血液的运行与输布。而肝主藏血，主疏泄，同样在机体气血生化与输布中扮演着重要角色。不仅如此，从经络气血流注而论，气血运行始于肺而终于肝，循环往复，周而复始，更加佐证了肺肝二脏在疏调气血中的作用。综上，肝肺二脏是人体气血生化有源、运行有常的核心调控者。朱丹溪曾言："气血冲和，万病不生，一有怫郁，诸病生焉。"慢性肝病的发生发展与气血失调密切相关。一般而言，初病在气，延久病血，气血俱病，体无奉养，神无所御，轻病变重，至生痼疾，剧则危亡。今观众医家蠲理气血之法，调理脾胃者甚多，殊不知，肺为气之主，肝为藏血之脏，肺气不调，肝血不藏，周身之气血如无统之军，自失其制，不战自败，纵有驱贼逐寇之能，亦不可尽拔刺雪污之效。且金木交互，生理交互，病理相连，此治病求本之法，岂有舍近求远之理？

（三）升降出入

《素问·六微旨大论》言："出入废则神机化灭，升降息则气立孤危。故非出入，则无以生长壮老已；非升降，则无以生长化收藏。是以升降出入，无器不有。"人体气机升降有序、出入得宜是一切脏腑活动正常进行的前提，而肝肺二脏是司职气机升降出入平衡的关键。如叶天士强调："人身气机合乎天地自然，肺气从右而降，肝气从左而升，升降得宜，则气机舒展。"肝生于左，以升为宜，肺生于右，以降为顺。生理情况下，肝气左升，肺气右降，二者升降相因，出入蠲利，循环往复，气机流转，顺通畅达，"龙虎回环"，中州脾胃听令，因以脾升而胃降，心肾水火之脏得旨，故能心降而肾升。因此肝升肺降是机体气血津液生化无穷，源源不竭的保证，同时也是实现机体"阴平阳秘"，百病不生状态的基础。一旦肝升肺降紊乱，则全身气化无常，有病气者，有患水者，有败血者，有蓄痰者，有酿毒者，诸邪并起，经络壅塞，脏腑失职，何愁患而不至？况且邪乱交错，升降出入再衰，恶性循环，岂不生机泯灭，身殒命丧也？《神农本草经疏·十剂补遗》谓："升降者，治法之大机也。"《医学求是》亦云："明乎脏腑阴阳升降之理，凡病皆得其要领。"与此同时，现代研究也表明，调畅气机升降出入对于提高慢性肝病的治疗水平具有积极的意义。

二、从"金木交互"论治慢性肝病的具体方法

（一）培土生金以制木

《金匮要略·脏腑经络先后病脉证》云："见肝之病，知肝传脾，当先实脾。"简言之，当肝木过盛之时，最先致伤的脏腑为脾，即中医五行学说所言的"木乘土"。慢性肝病在发生与发展过程中存在肝气实、肝火旺、肝风摇、肝阳亢的病机演变，亢盛为害，欺强凌弱。叶天士谓："肝病必犯土，是侮其所胜也。"肝木盛而无制，一方面，克伐脾土，导致脾胃更虚，脾胃纳运失济，升降失衡，故而气血乏源，肝体用无源，无以剿除贼邪，则进一步加剧慢性肝病的病情；另一方面，肝气有余，反侮肺金，导致肺金虚弱，依五行生克之理，金克木，今肝木侮肺金，金虚木盛，则制衡乏效，肝木无制，纷症杂合，必难尽述，病益深矣。况且脾土为肺金之母，脾土愈虚，肺金无以供养，继之肺金不足加剧，如此往复，慢性肝病岂有可瘳之时？因此，依据五行生克之理及"金木交互"之论，针对慢性肝病肝木盛实为主的治疗时，笔者提出培土生金以制木的治疗方法。一者，培土可抑木；二者，荣金以制木。该法尤其适用于慢性肝病中晚期所表现出的肝肺综合征、腹胀、腹泻及腹水等症。临证之时，笔者喜用柴芍六君子汤为基础方化裁而治，每获殊效。文献研究同样发现，培土之法能够有效缓解慢性肝病的症状，提高临床疗效。此虽未言及培土生金之要，

亦深蕴其中矣。

（二）金水相生以涵木

《续名医类案·胁痛》录有一案："陈理堂母六旬外，久病胁痛，每发必伏枕经旬。医所与皆香附、郁金、青皮、木香、小茴、延胡索、五灵脂、龙胆草之类，或配六郁，或偕左金而已。近发则腰背胀痛，呕逆便秘，口燥不眠，脉则两寸搏指，两关弦而乏韵，此将成关格之候。投以滋水养肺金之剂，或入川楝，或入川连，只一二剂即愈。"该案中患者久病胁痛，前医以寻常之法而治，投以香燥之品，虽亦有佐金之品，然未奏效，且病情加剧，后舍前医之治，以滋水养金而效。此胁痛之减，诸症之瘥，若不以金水相生，肝木得滋，始难无患。诚然，慢性肝病所表现出的胁痛应审证求机，切不可一味乱投香散破血之品，只求近功，不希远效，若肝阴已亏，岂不火上浇油？况且乙癸同源，补肾即可生肝，而养金一者能助肾水生，肾水生则肝阴充，肝阴充则肝木涵，肝木涵则疏泄得利，藏血有源，体用相合，虽有顽疴，亦可减缓而有功效；二者肺金足，不受其噬，则肝木燔烁之势必衰颓，其乱有制，乘克有序，自然显效而达，何患无药可治？对于慢性肝病阴虚为患者，笔者常以金水相生以涵木为立方治病之旨，喜用麦味地黄丸加减治疗，肝火甚者佐川楝子、栀子，肝风鸱张者佐天麻、钩藤，血瘀明显者佐丹参、赤芍，此中化裁，不胜枚举，因质、因类、因度而变。

（三）复司升降以畅木

《四圣心源·积聚根源》记载："血性温暖而左升，至右降于金水，则化而为清凉。血之左积者，木之不温也；血之右积者，金之不凉也。气性清凉而右降，至左升于木火，则化而为温暖。气之右聚者，金之不清也；气之左聚者，木之不暖也。"由其义可知，肝升肺降之序不乱，温暖清凉之性不悖，则气可通达，血可荣利，积聚不作焉。慢性肝病随着疾病的进展，正气日馁，邪气渐增，其中主要包括湿热留恋、痰热胶结、瘀血留滞、浊毒凝聚等。以上诸邪，相互为患，经络壅滞，三焦失畅，肝升者不升，肺降者不降，气机败乱，生化难续，可谓难治。倘若投以补药，则闭塞其气，恐愈增其滞；或以泻药，则至虚之体，难堪消伐，亦增病情。因此，复司肝升肺降，以成龙虎回环之势，方可枢转中州，以致一气周流，彼左右逢源，上下彻达，三焦通畅，枢机运转，焉有阴实之邪不除之理？阴实祛，则脏腑调，气血化，正气来复，邪气自亡。临证之时，笔者常以四逆散加杏仁、瓜蒌以调升降。大抵肝气疏则肝自左升，杏仁、瓜蒌甘润降泄肺气，则肺自右降。肝升肺降，金木交互，生克有制，气血有化，何患无治？

第三十三章　基于"阴火论"探讨肝癌的治疗

笔者于经典中，喜读李东垣，在"阴火论"的理解上，认为阴火致病的本质为源于脾胃气虚，精微下注，内寄于肝肾相火肆乱作病；并总结阴火致瘤的病机演变包括脾虚不能充养肝脏，肝体阴不足，用阳失司，气血津精代谢失常，郁滞化火，与病理相火两恶相合，积生而瘤长。阴火与肝癌的相关性分析如下：阴火势微瘤隐匿，肝癌无症难诊明，阴火肆虐纷症起，肝癌无制难医治。由此，笔者归纳从阴火论治肝癌之法：补脾升阳泻阴火，益肝养肾济相火，消癥祛积瘤易痊。

一、阴火论理论探微

（一）阴火理论责脾胃

"阴火"一词最早源于《黄帝内经》，金元大家李东垣在此基础上率先提出阴火论并影响至今。古往今来，历代医家对阴火论进行了阐释与分析，并由此延伸出"阴火"内涵为"心火说""肾火说""脾胃火说""脉中伏火说""三焦火说"及"相火说"。查阅李东垣书中有关阴火论的论述，李东垣认为阴火产生的根本原因责之于脾胃气虚，纳运失司，生化无权。如《脾胃论·饮食劳倦所伤始为热中论》记载："既脾胃气衰，元气不足，而心火独盛。心火者，阴火也，起于下焦，其系于心。心不主令，相火代之。相火，下焦包络之火，元气之贼也。火与元气不两立，一胜则一负"。又《脾胃论·长夏湿热胃困尤甚用清暑益气汤论》云："脾胃既虚，不能升浮，为阴火伤其生发之气，荣血大亏，荣气伏于地中，阴火炽盛，日渐煎熬，血气亏少……"亦如《脾胃论·脾胃虚实传变论》曰："脾胃一伤，五乱互作，其始病遍身壮热，头痛目眩，肢体沉重，四肢不收，怠惰嗜卧，为热所伤，元气不能运用，故四肢困怠如此。"综合以上原文不难发现，阴火产生、作乱根于脾胃虚衰。其临床表现形式虽然各异，但万变不离其宗。《素问·灵兰秘典论》云："脾胃者，仓廪之官，五味出焉。"脾胃为后天之本、气血生化之源，损于本脏，气血乏源，元气不充，何以营周身而旺四脏、固皮毛而柔筋骨、养九窍而安神机？有因虚致阴火者，有因滞作阴火者，有因郁生阴火者，无所不有，蓄积而发。克乱他脏，心火旺盛病躁狂，肺金受灼病烦渴，肝木炽热病晕眩，肾水虚火病潮热，诸多乘乱，不胜枚举。考《黄帝内经》五脏为阴，故此，阴火应泛指五脏之火，再究李东垣原书，阴火又不止五脏之火，可理解为冲上达下、游溢内外、充斥全身引起人体致病的广义病因。但无论阴火为何物，致病多广泛，其本源自脾胃，责于脾胃虚衰，究其病因可总括为饮食、寒温、情志、劳役等因素。诚如《内外伤辨惑论·饮食劳倦论》所言："苟饮食失节，寒温不适，则脾胃乃伤；喜怒忧恐，劳役过度，而损耗元气。"

（二）肝肾相火亢作病

阴火不同于相火，阴火是导致相火妄动亢乱为害的主要原因。《内外伤辨惑论·饮食劳倦论》记载："脾胃气虚，则下流于肾肝，阴火得以乘其土位。"浅释经文，脾胃功能正常，则阴火无源以生，一旦虚弱，一者阴火骤起，下流肝肾，二者元气亏虚，相火失充，浮阳上扰；又肝肾为内寄相火之宅，阴火相火合而为乱，故病作焉。显然，脾胃虚弱，阴火内生是引动相火的根本原因。此外，相火致病具有自身的演变过程及特点。《格致余论·相火论》言："天主生物，故恒于动；人有此生，亦恒于动。其所以恒于动，皆相火之为也。"朱丹溪认为正常生理之火为相火，是主司一切生理活动的原动力。只有当相火为炽为乱至盛之时，少火变为壮火，壮火食气则病。而且相火为患，病症纷繁，变幻无端，难以胜数，贻害无穷，最易伤阴。如《格致余论·相火论》云："火起于妄，变化莫测，无时不有，煎熬真阴，阴虚则病，阴绝则死。"

二、阴火致瘤浅识

（一）脾虚肝体用失司

《脾胃论·脾胃胜衰论》言，"百病皆由脾胃衰而生也"。脾胃虚弱，百病丛生，肝癌的发生亦与脾胃联系紧密。《医宗金鉴》云，"肝为木气，全赖土以滋培"。脾胃虚弱是引发肝癌的先决条件。一方面，脾胃虚弱，机体元气不足，无以御邪，易致癌毒侵袭，若害乱于肝体，则伺机肆虐而作肝癌。另一方面，脾胃虚弱，运化失健，升降乖戾，生化乏源，无以奉养肝体，则肝阴不充；气机衰败，无以促肝疏泄，则肝用不畅。病肝体者伤阴血，血行不畅，瘀血留滞，则脉道不利，肝络失和，肝体失濡；损肝用者伤气阳，疏泄不及，气机郁结，则三焦失畅，水津不布，肝用不舒；既以肝体用俱损，无生养之源，无生化之机，气、血、水、津代谢失常，胶合为患，蕴结酿毒，癌毒炽盛，正虚抗邪无力，留而不去，毒根深藏，蓄久则为积也。

（二）阴火为乱积生长

阴火为乱引发相火妄动，是促使肝癌进展的直接原因。前文已述，脾胃虚弱容易导致肝体用失常，蓄生癌毒，进而藏匿肝体，最终伺机而长。而脾胃虚弱另一方面也会促使阴火内生，阴火下流肝肾，诱发相火为病理之火亢害无制。《素问·六微旨大论》云："亢则害……害则败乱，生化大病。"显然，当相火妄动，与最初蓄积在肝脏的癌毒浊邪相互勾结，其亢盛燔烁之火无制，邪气顽猖，癌毒纵横，肆虐流注，可以促使肝癌生长、转移、扩散，临床集中表现为消瘦、乏力及壮热等实热证。此外，相火煊赫，狂夺精微以自养，既能促进瘤体生长，也因壮火食气进一步消耗正气，机体羸弱不堪，更加驱邪不能，致使癌毒流传周身，多脏受损。阴火游荡不去，相火无制愈烈，癌毒不除愈猖，正气不复愈虚，终致气血败坏，形体不充，阴阳离决，命在旦夕。

三、阴火肝癌病相关

（一）阴火势微瘤隐匿

肝癌早期，有效监测手段由于缺乏敏感性与特异性，患者临床发现时往往已诊断为肝癌晚期。尽管少数患者表现出肝区疼痛、食欲减退等症状，但绝大多数患者在早期无症状，这导致肝癌治疗难度大、死亡率极高。肝癌早期隐匿起病的这一特点与阴火相似。虽然脾胃虚弱可助生阴火，但由于处于初始阶段，脾气尚足，仍然可以司职部分生理功能，阴火势微，致病力弱，勾结郁滞之邪，盘踞隐匿之地，潜伏蛰藏，吸收精微，自积滋长，败耗正气，促瘤产生，蓄势作乱。此外，《素问·灵兰秘典论》言："肝者，将军之官，谋虑出焉。"肝为刚脏，兼具刚劲之质、刚强之性，在肝癌的发生及进展过程中因其代偿能力强，也会导致早期难被发现，况且加之阴火隐匿为病，因此临床肝癌患者早期很难被诊断与发现。

（二）阴火亢害瘤无制

《脾胃论·脾胃虚实传变论》："脾胃一伤，五乱互作，其始病遍身壮热，头痛目眩，肢体沉重，四肢不收，怠惰嗜卧，为热所伤，元气不能运用，故四肢困怠如此。"随着脾胃越来越虚，阴火势盛，携相火趁机肆乱，耗伤元气，因而病症繁杂，诸病渐甚。《素问·阴阳应象大论》云"阳化气，阴成形"，瘤体先是与气血痰湿浊毒等阴邪胶结，阴积成形，继而在阴火相火邪阳的共同作用下促使肿瘤细胞增殖，瘤体增大，癌毒扩散，循百脉而转移。《素问·阴阳类论篇》："孟春始至，黄帝燕坐……而问雷公曰：阴阳之类，经脉之道，五中所主，何脏最贵？雷公对曰：春甲乙青，中主肝，治七十二日，是脉之主时，臣以其脏最贵。"肝脏为五脏之首。清代刘鸿恩在《医门八法·卷一·虚实》中明确"肝为五脏之贼"。故当肝癌发作时，常易牵连其他脏腑，这也是肝癌导致转移的原因。败损脾胃，则纳差、呕逆、消瘦、腹水、黄疸；消烁肺金，则胸痛、胸闷、咯血、烦渴、燥热；耗损肾水，则水肿、盗汗、腰痛、倦怠、晕眩。

四、阴火论治肝癌法

肝癌为慢性消耗性恶性肿瘤，在疾病的进展过程中，阴火愈盛，正气愈亏，邪踞愈深，病情愈重。因此，肝癌的治疗应有次第。首先，健补脾胃升清泄浊以绝阴火，使正气来复，抵邪深入；其次，益肝养肾厚相火之宅，使相火内藏，抑制瘤长；最后，消癥祛积除癌毒之窠，使邪去正安，肝脏荣调。

（一）补脾升阳泻阴火

《脾胃论·脾胃胜衰论》记载："今饮食损胃，劳倦伤脾，脾胃虚则火邪乘之，而生大热……"《医宗金鉴·删补名医方论》云，"脾胃一伤，阳气日损，脾胃之清气下陷，浊阴之火得以上乘"。考经文言，欲制阴火，一者，健补脾胃，二者升阳泻火。火与元气不两立，脾胃健旺，生化相因，元气充盛，阴火不生。临证可择用补中益气汤以补脾胃、益元气，尤其适用肝癌晚期的癌性发热患者。《金匮钩玄·气属阳动作火论》云，"捍卫冲和不息之谓气，扰乱妄动变常之谓火"。脾胃气机升降失常，致使清阳不升，浊阴不降，阴火上乘，气津耗伤，神机受扰，故而肝癌患者常易表现口干、口苦、乏力、潮热、心烦、失眠等症。针对阴火上冲明显的患者，可选用补脾胃泻阴火升阳汤。是方人参、黄芪、白术、炙甘草，以补脾胃也；羌活、升麻、柴胡，以升清阳也；石膏、黄芩、黄连，以泻阴火也。

（二）益肝养肾济相火

《格致余论·相火论》曰，相火"具于人者，寄于肝肾二部，肝属木而肾属水也。"肝有此火，则血不寒，足以司气机之升，尽疏泄之职，任将军之官；肾有此火，输布一身之火，使水火俱济，以奉生身之本。相火宜潜，肾精肝血充沛，则相火得以制约，静而守位。若水不制火，则亢而为害。肝癌的进展、转移、扩散不仅与脾胃虚弱，阴火内生，引动相火有关，同时也与肝肾盈亏息息相关。大抵中土不足，阴火暗流，相火已动，健脾培元，可绝阴火，但离散妄动于脏腑的相火仍然无制，滋养肝肾，乙癸盈满则火自敛。临床可根据患者症状选用六味地黄丸加减化裁治疗，如知柏地黄丸、杞菊地黄丸、芪麦地黄丸、归芍地黄丸等。此外，肝癌主要病变脏腑在肝，养肝阴则肝体柔，肝络和；益肝气则肝用畅，疏泄和；滋肾脏，则肝血充，肝脏刚。肝脏体用俱健，癌毒岂有藏匿之地？

（三）消癥祛积瘤易痊

《素问·评热病论》强调，"邪之所凑，其气必虚"。肝癌从发生到进展，不断消耗着人体正气及精微物质。因此，在肝癌的治疗中，首先应以扶正为主，祛邪为次，一味攻邪之法不仅临床疗效差，反而加重肝癌病情。上文谈及的补脾胃、养元气、泻阴火、益肝肾、济相火等方法均为扶正复元之法，元气既盛，其生化之力源源不竭，御邪驱邪之力绵绵不尽，纵使癌毒根深，痰浊瘀血胶着缠绵，亦可连根拔除，以绝后患。临证以解毒消癥、活血通络、化痰祛瘀等治法进行治疗能够起到可观的效果，可以有效抑制肝癌细胞增殖、迁移，延缓肝癌进展。